壳聚糖纳米材料及其靶向纳米药物抗肿瘤作用

陈 娟 罗学涛 著

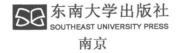

东南大学出版社
SOUTHEAST UNIVERSITY PRESS
南京

内 容 提 要

　　本书主要介绍了抗肿瘤载药纳米系统发展现状和应用、壳聚糖纳米粒子的制备及聚乙二醇修饰、壳聚糖靶向纳米系统及抗肿瘤作用、壳聚糖多靶点纳米系统抗肺癌作用、双载药隐形纳米系统协同抗肺癌作用等内容。采用傅里叶红外光谱、可见/紫外光谱、核磁共振、凝胶色谱等手段对合成壳聚糖纳米粒子及载药纳米系统基本结构和特征进行表征;通过纳米药物体内外释放、药物敏感性分析、流式细胞分析、激光共聚焦成像分析和活体成像分析等手段,对壳聚糖载药纳米系统的抗癌作用进行系统评价。全书内容简明扼要,层层递进。

　　本书可供生物医学工程、生物纳米技术、抗肿瘤纳米药物等专业领域科研人员阅读,也可作为抗肿瘤纳米药物医学科研工作者的参考书、高校及科研院所研究生教材及参考书。

图书在版编目(Ｃ Ｉ Ｐ)数据

　　壳聚糖纳米材料及其靶向纳米药物抗肿瘤作用 / 陈娟,罗学涛著. -- 南京 : 东南大学出版社,2024. 6.
ISBN 978-7-5766-1460-2

　　Ⅰ. R979. 1

　　中国国家版本馆 CIP 数据核字第 20245269YR 号

　　壳聚糖纳米材料及其靶向纳米药物抗肿瘤作用
　　Kejutang Nami Cailiao Ji Qi Baxiang Nami Yaowu Kang Zhongliu Zuoyong

著　　者	陈　娟　罗学涛
责任编辑	弓　佩
责任校对	韩小亮
封面设计	毕　真
责任印制	周荣虎
出版发行	东南大学出版社
出 版 人	白云飞
社　　址	南京市四牌楼 2 号(邮编:210096　电话:025-83793330)
网　　址	http://www.seupress.com
电子邮箱	press@seupress.com
经　　销	全国各地新华书店
印　　刷	苏州市古得堡数码印刷有限公司
开　　本	787 mm×1 092 mm　1/16
印　　张	7
字　　数	155 千字
版 印 次	2024 年 6 月第 1 版第 1 次印刷
书　　号	ISBN 978-7-5766-1460-2
定　　价	69.00 元

前言

随着我国人口老龄化日趋严重、城镇化进程不断加速,环境恶化、食品及水源污染和资源枯竭等社会问题已经严重影响到人们的疾病谱和死亡率,各种疾病发病率悄然增长。据不完全统计,现阶段我国居民恶性肿瘤的死亡率比 20 世纪 70 年代中期增加 80% 左右。其中,慢性非传染性疾病(如恶性肿瘤)已经成为高死亡率、低治愈率和给患者造成极大痛苦的主要疾病,其治疗方法是广大医学科技工作者亟待攻克的难题。直接进行外科手术切除是恶性肿瘤治疗的有效手段,但许多患者在就诊时已转移病灶进入癌症中晚期。当外科切除手术无法做到根治时,化疗是恶性肿瘤可供选择的治疗方法之一。

化疗药物是用来抑制或消除恶性肿瘤的关键因素。虽然抗肿瘤药物和疗法不断取得进展、新药不断涌现,但大部分药物和疗法缺乏靶向性,在杀伤肿瘤细胞同时也会杀伤正常细胞。而且大多数抗肿瘤药物水溶性差、半衰期短、血药浓度峰谷大,且需频繁用药,容易产生药物中毒副作用,给患者带来极大的痛苦。一些抗肿瘤药物还存在体外活性良好、体内效果不佳等问题,且药物对肿瘤缺乏特异亲和性,在到达肿瘤组织前药物会和血浆蛋白结合、代谢,最终仅少量药物能到达肿瘤部位起作用。因此,探索长效新型靶向缓控释抗癌新药物、提高药物靶向性和安全性、制备可控性好的抗肿瘤载体及药物系统是医学工作者关注的热门课题。

近些年来,医学科学和材料科学有机结合催生了抗肿瘤载药纳米技术。抗肿瘤载药纳米系统在治疗过程中具有选择性和靶向性,针对组织或病变部位不同特性,通过载体携带药物,并将药物传递和输送到期望到达的特定部位,以获得好的治疗效果,为广大生物医学工作者研制高效抗恶性肿瘤药物系统提供了研发思路。为了研制有效的抗肿瘤药物和加快新型抗肿瘤药物的应用,厦门大学附属中山医院陈娟主任药师与厦门大学罗学涛教授研究团队进行了紧密的科研合作与学术交流,在抗肿瘤载药纳米系统的制备和动物抗癌实验方面取得了技术突破。双方基于十余年项目合作和研究成果,结合目前抗肿瘤载药纳米系统研究领域各项新技术,以提高纳米载药系统的抗肿瘤效果为主题撰写了本书。

本书覆盖了壳聚糖纳米粒子制备工艺和壳聚糖靶向纳米药物及抗肿瘤作用的各个方面,具体可分为 5 个章节:第 1 章为绪论,主要介绍了抗肿瘤载药纳米系统发展现状和应用,分析了当前抗肿瘤载药纳米系统发展前景;第 2 章介绍壳聚糖纳米粒子制备和聚乙二醇修饰;第 3 章介绍壳聚糖靶向纳米药物及抗肿瘤作用;第 4 章阐述壳聚糖多靶点纳米系统抗肺癌作用;第 5 章重点阐述双载药隐形纳米系统协同抗肺癌作用。本书重点阐述了壳聚糖纳米粒子制备、壳聚糖靶向纳米药物合成及壳聚糖载药纳米系统抗肿瘤作用,内容简明扼要,层层递进。

诚然,关于新型抗肿瘤载药纳米系统的书籍众多,但是针对壳聚糖纳米材料及其靶向纳米药物抗肿瘤作用的专业书籍鲜有出版。本书作者采用傅里叶红外光谱、核磁共振、凝胶色谱等手段对合成壳聚糖纳米粒子及纳米药物基本结构和特征系统表征;通过纳米药物体内外释放、药物敏感性分析、流式细胞分析、激光共聚焦成像分析和活体成像分析等手段,对壳聚糖纳米药物的抗癌作用进行系统评价。本书可作为抗肿瘤纳米药物医学科研工作者的参考书和高校研究生教材。希望本书的出版能够对生物医学工程、生物纳米技术、抗肿瘤纳米药物等专业领域科研人员具有借鉴意义。

在撰写本书过程中作者得到业界多方的帮助和支持,参考了一些著作、研究报告以及学术论文等的图表和数据(见各章节参考文献),特向有关作者表示感谢。厦门大学附属中山医院陈娟主任完成书稿撰写和图表精修,厦门大学罗学涛教授对书稿提出建设性意见和纳米粒子制备条件及分析表征技术支持,全书由罗学涛教授审核和校对。

尽管在撰写过程中力求内容阐述清晰、知识新颖悦目,但由于作者学识所限,书中不足之处在所难免。在此,恳请广大读者提出批评指正。

陈　娟　罗学涛
2024 年 4 月 30 日

目录

1 绪论

1.1 引言

随着我国社会经济发展和 GDP 的快速增长,人民的收入增加,生活水平逐步提高,人们的饮食结构和生活习惯悄然发生改变。目前我国正面临人口老龄化、城镇化带来的环境恶化和资源枯竭等问题,这些问题已经引起人类疾病谱和死亡率的变化,各种疾病发病率大幅度增长。其中,慢性非传染性疾病已经成为死亡率居高、影响人类生活质量和寿命的主要疾病。慢性非传染性疾病中的恶性肿瘤是严重危害人类生命健康的疾病,其治疗方法是广大医学科技工作者急需攻克的难题。近年来,环境恶化及食品水源污染使得全球恶性肿瘤发病率呈上升趋势。据不完全统计,现阶段我国居民恶性肿瘤的死亡率比 20 世纪 70 年代中期增加了 80% 左右。针对恶性肿瘤,直接的治疗手段是进行外科手术切除。虽然外科手术被公认为首选的治疗大多数恶性肿瘤的方法,但许多患者在就诊时已伴有转移病灶,当原发病灶不能切除,外科手术无法达到根治时,化疗是可供选择的主要治疗方法之一。此外,还可进行免疫治疗和放射治疗等。

化疗是人类用来抑制或消除恶性肿瘤的有效手段。虽然抗肿瘤药物和疗法的研究不断取得进展,新药不断涌现,但大部分药物和疗法缺乏靶向性,在杀伤肿瘤细胞的同时对正常细胞也有杀伤作用。大多数抗肿瘤药物水溶性差、半衰期短、血药浓度峰谷大,且需频繁用药,容易产生毒副作用,给患者带来极大的痛苦。一些抗肿瘤药物还存在一些明显的问题,如体外活性良好,体内效果不佳等。主要原因是对于普通和传统的药剂,在给药后药物均匀分布在全身的循环系统中。药物对肿瘤缺乏特异亲和性,在到达肿瘤组织前,药物会与血浆蛋白结合、代谢,最终仅少量药物到达肿瘤部位起作用。因此,探索长效的新型靶向缓控释抗癌新药物、提高药物的靶向性和安全性、制备可控性好的肿瘤药物及载体是近年来热门的研究课题[1-4]。

纳米科技和生物载体材料的结合,为广大生物医学工作者提供了改进药物剂型的新途径和研发思路,给研发高效新型的肿瘤药物提供了机遇。载药纳米系统是医学和材料科学中纳米技术相结合的成果,在治疗过程中具有选择性和靶向性,针对病变组织或部位的不同特性,选择亲和力不同的载体材料制备载药纳米粒子,通过载体携带药物传递和输送到期望到达的特定部位,以获得好的治疗效果,为研制高效恶性肿瘤药物带来新思路。

纳米材料具有颗粒尺寸小、表面积大、表面反应活性高、吸附能力强等基本特性,在各

领域已有广泛的应用。将纳米材料制成抗肿瘤药物的载体,可形成新的药物缓控释新体系。该体系具有以下几点优势:

① 纳米颗粒具备亲水性特点,这样它与药物结合后可改善疏水药物的溶解性,提高生物利用度;

② 载药纳米颗粒在体内有足够的停留时间,对肿瘤部位有选择性和靶向性,具备缓控释放的载体,可以保护药物在体内运输过程中不被酶降解,提高药物在体内的稳定性;

③ 该体系可改善药物在体内的药效学和药动学特性,使血药浓度平稳,减少药物对人体的毒副作用;

④ 载体经过修饰,与细胞内特定的受体、酶和离子通道结合,可以实现靶向给药。

1.2 载药纳米系统

1.2.1 载药纳米系统的特点

早在 20 世纪 70 年代,许多科学家就开展纳米粒子作为药物载体的探索研究。经过几十年的研究和不断发展,纳米粒子作为药物载体已在生物医学领域得到推广和应用。纳米粒子通常为高分子基质骨架,呈球形或类球形。药物以各种形式进入纳米粒子中,如药物溶解后被包裹在实体中或吸附在实体上。

载药纳米系统包含纳米粒子、修饰物和药物,其中纳米粒子是药物的纳米载体,用于输送药物和生物分子。一般来说,纳米载体为粒径小于 1 000 nm 的各种形态的亚微米颗粒,包括纳米颗粒、纳米胶囊、纳米胶束、脂质体和纳米药物等[5-6],如图 1-1 所示。其特点是:①纳米载体十分细小,可以通过动物或人体内最小的毛细血管。这样就可以避免被巨噬细胞快速清除,药物在血液中停留时间延长;②纳米载体可以穿透细胞和组织间隙到达肝、脾、肺、脊髓和淋巴等靶器官;③载体材料可生物降解,对 pH、离子和温度具有敏感性,从而达到控制药物释放性能的目的;④能提高药物的疗效和降低毒副作用,纳米颗粒可把药物或生物分子包裹在其内部,也可以将药物或生物分子吸附在其表面。目前,纳米粒子已被广泛用于药物传递、多肽、蛋白质、核酸、基因疫苗等方面[6]。纳米药物系统已受到材料科学及生物医学专家的高度重视,他们的研究重点是:①为了控制药物释放速度,必须选择合适的载体材料;②对纳米粒子进行表面修饰和改性,以提高药物的选择性和靶向性;③优化纳米粒子的制备工艺,以提高药物在体内的传输能力以及在临床和工业中的应用;④对体内动态过程进行研究,以揭示药物与血液、靶组织、器官的相互作用。

药物在体内的分布、代谢、排泄等行为不是依靠传统的药物剂型(如注射剂、片剂、软膏)来调整的,而是取决于药物本身化学结构和理化性质。这些特点会影响到组织和血浆蛋白亲和力、膜受体亲和性和对酶生物转化的敏感性等生物特性。药物与纳米载体结合后,其本身的物理化学性质被"隐藏"在纳米粒子中。纳米药物在体内的分布过程主要依赖于载体的理化特性,其对肝、骨髓和脾等特定器官具有靶向性[7]。

纳米粒子制备工艺简单,易于规模生产,制造过程中不使用有机溶剂或潜在的有毒成分。载药纳米系统中的纳米粒子要求组分来源方便，价格低廉，在使用过程中对环境友好，安全无毒，可生物降解。纳米颗粒必须具有相对于稳定的尺寸、表面形态、粒径分布等重要特性。

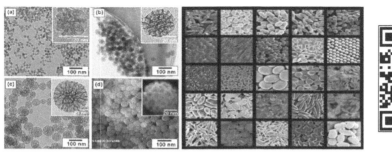

图 1-1　二氧化硅纳米颗粒的 TEM 和 SEM 照片[5]

注：图(a)、(b)、(c)分别为平均粒径为 20 nm、45 nm 和 80 nm 的二氧化硅纳米颗粒 TEM 照片，右侧图片为不同载药多孔二氧化硅纳米粒子形貌的 SEM 照片。

1.2.2　载体纳米材料

纳米材料可分为天然高分子纳米材料、合成纳米材料及半合成纳米材料。壳聚糖是常见的天然高分子材料，其结构式如图 1-2 所示[6]。此外，其他天然高分子纳米材料有白蛋白、明胶、淀粉、葡聚糖、海藻酸及其盐类等。合成与半合成的材料有聚酯类（丙交酯乙交酯共聚物、聚 3-羟基丁酸酯和聚乳酸）、聚酰胺、乙基纤维素、聚乙烯醇、聚丙烯酸树脂类。图 1-3 所示为典型合成聚合物化学结构式，这些聚合物材料都表现出一定的降解和溶蚀特性。降解是指聚合物在一定外部环境作用下聚合键断键，由聚合体变成为单体的过程，而溶蚀是指小分子脱离聚合物，聚合物的分子量减小的过程[7]。

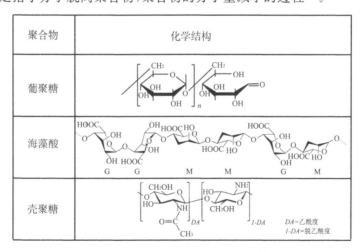

聚合物	化学结构
葡聚糖	
海藻酸	
壳聚糖	

图 1-2　天然聚合物化学结构式[6]

1. 壳聚糖

（1）物理化学性质

壳聚糖（chitosan，CS）是从虾壳、蟹壳中提取的天然高分子材料。从结构上看甲壳素是脱乙醚衍生物，α-（1-4）-2-氨基-2-去氧-β-D 葡聚糖，是天然多糖中唯一的碱性多糖，pK$_a$ 为 6.3～7，其结构示意如图 1-3 所示[8]。在生理 pH 条件下只有少部分质子化，结构中第二碳的游离氨基，修饰后的伯胺可以促进壳聚糖的质子化。解离平衡方程式如下：

$$Chit-NH_2 + H_3O^+ \leftrightarrow Chit-NH_3^+ + H_2O \tag{1-1}$$

聚合物	化学结构
聚乳酸-羟基乙酸共聚物	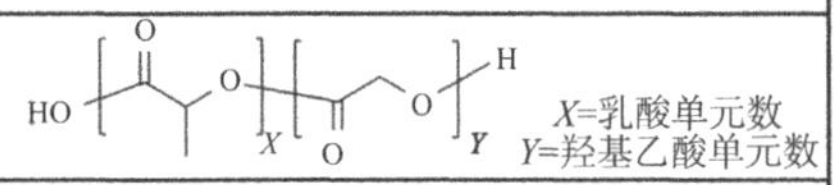 X=乳酸单元数 Y=羟基乙酸单元数
聚乳酸	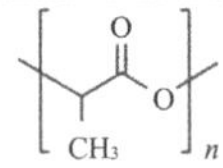
聚己内酯	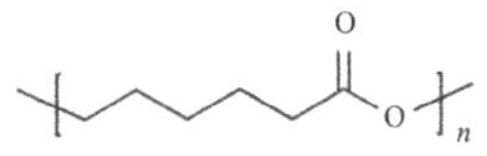
氰基丙烯酸乙酯单体	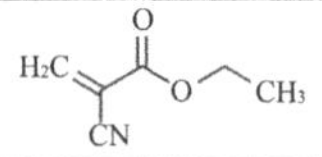
聚丙烯酸	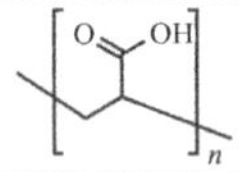

图 1-3　合成聚合物化学结构式[6]

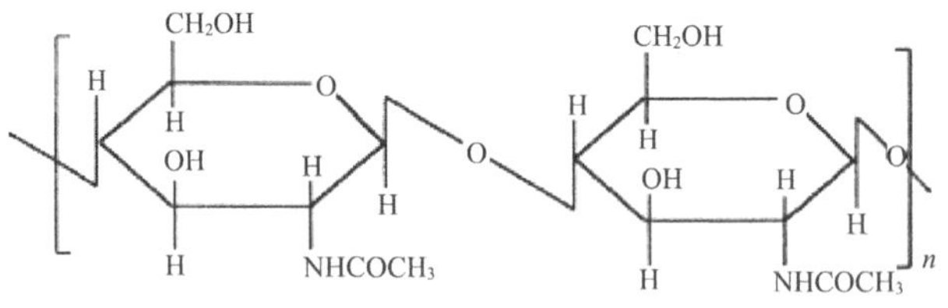

甲壳素

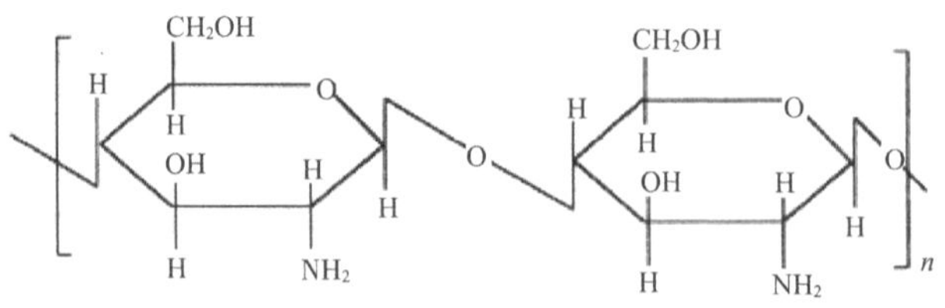

壳聚糖

图 1-4　甲壳素和壳聚糖的化学结构图[8]

大量的实验证实,动物试验时壳聚糖的生物相容性好,小鼠的半数致死量(LD50)为16 g/kg,其在动物体内毒性很小,与糖和食盐相当。壳聚糖无热原,不引起溶血,不致突变,而且抗原性也很低[9-11]。壳聚糖的加工处理也很容易,可采用离子辐射、干热、湿热等灭菌处理。壳聚糖的化学结构决定了其具有水溶性和带正电荷的特性。因此,壳聚糖在液态介质中能与带负电荷的聚合物、大分子相互作用,从而引发溶胶-凝胶转变过程,适合于纳米微粒的制备。随着新型给药系统研究的深入,作为无毒无害、具有良好生物相容性和生物可降解性、环境友好的天然材料,壳聚糖已成为应用广泛的载体材料。大量研究证明,壳聚糖纳米粒子可以提高药物稳定性、缓释性,有效增加药物吸收、靶向等作用,已成为新型药剂研究的热点[12-23]。

（2）载药及药物释放机理

壳聚糖载药过程的基本形式是,在纳米粒子形成中或形成后进行载药,药物物理嵌入到基体或吸附在表面上。通常,药物的理化性质及制备方法决定纳米粒子的装载效率[24]。

壳聚糖纳米粒子(CS-NPs)的三种释药方式是:

① 从纳米粒子的表面释药。这种方式通常产生"突释"效应(burst effect，BE),即药物的快速释放。当纳米粒子和释放介质接触时,表面吸附的药物以及纳米粒子表层的药物很快溶入介质。解决办法是通过纳米粒子的表面修饰和提高交联度。

② 从纳米粒子内部渗透释药。采用该方式要提高药物在体内的循环时间,这种释放方式是有利的。首先介质渗透进入纳米粒子内部,使纳米体系膨胀,然后纳米粒子由玻璃态逐渐转变为凝胶态聚合物,最后药物从体系内部渗透出来。

③ 从纳米粒子中降解、融蚀后释药。药物的释放并不是单一的释放方式,往往是多种释放形式同时进行。研究表明,药物的释放规律符合双指数方程(1-2):

$$C_t = A e^{-\alpha t} + B e^{-\beta t} \tag{1-2}$$

式中,A、B 是系统特性常数,C_t 为 t 时间点纳米粒子中药物的浓度,α 和 β 分别是初始特性常数和激发速度常数。

该模型表明,载药纳米粒子在起始阶段表现为"突释"释药,所释放的为吸附或结合在纳米粒子表面的药物;快速释药结束后 CS-NPs 的释药会比较缓慢,这是因为纳米粒子的降解以及药物从纳米粒子中扩散使得药物缓慢释放。进一步的深入研究表明,CS-NPs 药物的释放还与载体材料的交联度、药物本身理化性质、粒子大小和形态以及其他附加剂的影响有关[25]。

（3）壳聚糖纳米粒子制备方法

离子交联法研究者[10]利用三聚磷酸钠(STPP)对 CS 进行物理诱导凝胶化,在一定条件下制备出 CS-NPs。具体工艺是将壳聚糖醋酸溶液(pH=5)通过磁力搅拌后,缓慢滴加 STPP(20～40 滴/min),利用壳聚糖分子链上游离的—NH₂基与三聚磷酸钠液中上的 PO_4^{3-} 进行分子间和分子内的交联而得到纳米颗粒,如图 1-5 所示[26]。CS 与 STPP 的浓度、体积,对纳米颗粒的形成有显著影响。通常只有在 CS：STPP=3：1～6：3 时才得到稳定的纳米颗粒。此外,对纳米颗粒理化性质和体外释放的研究结果表明,壳聚糖相对分子质量对粒子性能的影响不明显,但纳米粒径的大小会对粒子性能产生重要影响。三聚磷酸钠的量、包裹的蛋白类型比壳聚糖相对分子质量对粒子性能的影响更大。包封率随壳聚糖浓度增加而提高。

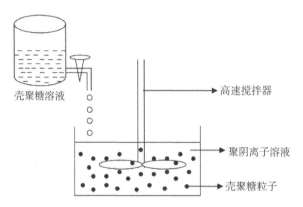

图 1-5　离子凝胶化法制备壳聚糖微粒系统示意图[26]

沉淀法　该方法是选择合适的沉淀剂在溶液中析出壳聚糖纳米粒子。Berthold 课题组[27]首次提出用硫酸钠作为沉淀剂制备出 CS 微粒,其方法是将硫酸钠加到室温大约80℃ CS 溶液中,在搅拌或超声波分散下,CS 微粒形成并析出。该方法经 Tian 等[28]的改进,获得 $600\sim800$ nm 粒径的 CS-NPs,他们将沉淀析出的 CS 纳米粒子与戊二醛(GA)交联,增强纳米粒子的稳定性能,再将药物吸附到纳米粒子表面,使药物有了纳米效应。沉淀法可用在抗肿瘤剂蛋白多糖的释放中。

自组装法　是在一定特殊条件下将 CS 改性,使 CS 在溶液中形成自组装或自排列的规则结构而制备出 CS-NPs。该制备方法形成的纳米粒子表面存在大量亲水性离子基团,亲水性较强的大分子药物,很容易通过氢键以及静电作用而结合在该微粒表面。用自组装方法制得的纳米粒子载药量高、表面活性大。聚乙二醇(polyethylene glycol,PEG)广泛应用于天然和合成聚合物的化学结构修饰,是因为其具有亲水性,能同时溶于水和有机溶剂,且具备良好的生物相容性。PEG 与 CS 结合主要是 N-取代壳聚糖衍生物,通过 CS 的羟基结合 PEG 得到 O-取代壳聚糖衍生物[17]。在 CS 上修饰 PEG 后所制成的纳米粒子,经细胞吸附力和细胞迁移等实验,显示具有良好的转染效率[29]和生物活性[30]。

共价交联法　将高分子从长的支链结构变成空间网状结构的一种方法,主要是利用 CS 链上的氨基或羟基与化学交联剂如 GA 等进行化学交联反应,形成网络结构。Baner-jee 课题组[31]研究表明,在硫代丁二酸/正己烷的反相胶束体系中,使用 GA 制得的 CS-NPs 可作为装载蛋白质的纳米载体,而且其粒径随化学交联程度而发生变化,当 CS 分子链上 10% 的氨基被交联时,粒径为 30 nm;100% 的氨基被交联时,粒径为 10 nm。将所制备的纳米粒子用红外光谱及其他结构分析仪器分析,证实发生了共价交联作用。经小鼠、家兔静脉注射后,发现 CS-NPs 可分布在心脏、肾、肝、脊椎内,并且能在血液中保留相当一段时间。Peniche 课题组[32]采用类似方法制备出具有超顺磁性、更稳定的 CS-NPs。

乳化交联法　乳化交联是将油相的疏水性有机溶剂乳化形成乳液,再将水相的 CS 在乳化剂作用下分散在油相的疏水性有机溶剂和亲水性有机溶剂所组成的混合溶剂中,所要包载的药物溶于 CS-NPs 中。图 1-6 为乳化交联法制备壳聚糖微粒系统示意图[33]。在乳化交联过程中,亲水性有机溶剂在两相之间扩散而产生湍流,从而使 CS 析出,该反应中 CS 既作正电荷的给予体又起稳定剂作用。

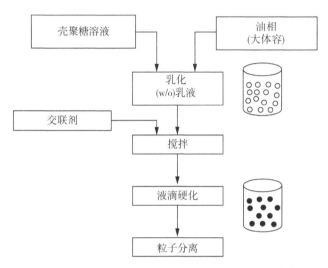

图 1-6　乳化交联法制备壳聚糖微粒系统示意图[33]

正负粒子模板聚合法　CS 分子链上的质子化氨基为正离子,聚丙烯酸分子链上的羧基—COOH 为负离子,这两种离子借库仑力作用使分子内和分子间相互连接。在形成过程中,结合力导致 CS 分子链发生卷曲和收缩,形成 CS 溶液凝胶[34]。利用模板聚合法制备的纳米粒子微粒,其大小和表面形貌更易控制。经过体外释放实验验证,这些载药纳米微粒能维持 10 d 的连续释放,且对 pH 具有敏感性,制成药片后适合于药物在人体胃中控制释放。

(4)壳聚糖纳米粒子的修饰

与其他微球载体相比,CS 表面有丰富的功能基团和较好的亲水性,能溶解、吸附或包裹不同性质的药物。但 CS 作为今后理想的药物载体,用于各类药物的缓释与靶向载体时仍有很多问题亟待解决。目前,研究者主要研究如何对 CS 进行化学修饰,以制备不同用途、不同性能的壳聚糖衍生物,或将 CS 与功能性基团进行接枝改性、表面修饰,扩大 CS 特殊性能(如载药率、包封率等)。

聚乙二醇(PEG)为亲水性的非离子高聚物,有良好的生物相容性,无毒且无明显副作用,是药物缓释体系常用修饰物。该物质可明显增强药物的包封和运载性能,提高和生物表面相互作用的敏锐性[35-36]。通过对纳米粒子的表面修饰可改善药物在体内的分布。PEG 为高度亲水的柔性链,能结合大量的水分子,在壳聚糖纳米粒子表面形成一层水性的外壳,相当于把纳米粒子"隐藏"在 PEG 的外壳内,避免其被巨噬细胞和网状内皮系统识别,增加药物在血液系统中的循环时间[37-41],故又称之为"隐形纳米粒子"和"长循环纳米粒子"。

1984 年,Mao 课题组[42]首次采用还原氨基反应将 PEG 接枝到 CS 分子链上,合成了 PEG-CS 接枝共聚物。分析结果表明,在 CS 中引入具有亲水性基团的 PEG 后,破坏了 CS 分子链排列的规整性,削弱了 CS 分子链间的氢键作用,使 CS 溶解性得到了改善。大量的研究发现,PEG 修饰不仅可以提高 CS 的溶解性,而且还可以降低 CS 及其衍生物的细胞毒性,使聚合物的生物相容性增加,具有促进 PEG-CS 基因药物、多肽药物传输的作用[43-47]。

PEG 修饰壳聚糖的改性方法主要有交联改性、接枝改性和嵌段共聚 3 种,改性后的共聚物在吸湿性、溶胀性、溶解性等方面均有不同程度的改善。交联改性是 CS 常用的改性方法,常以 PEG 为交联剂以增强 CS 及其衍生物的力学强度和耐有机溶剂、耐酸性能;接枝改性一般采用 PEG 单甲醚(mPEG)作为接枝单元,与壳聚糖或壳聚糖衍生物葡胺糖单元上的 2-N 位置和 6-C 位置接枝,获得多种 PEG 化壳聚糖衍生物;嵌段共聚是在以 $K_4S_2O_8$ 等为自由基引发剂的条件下嵌入一定的支链分子以改善其溶解性能。

2. 明胶

明胶是从动物骨骼、皮肤、肌膜等结缔组织胶原部分分离并降解而来的天然生物高分子材料,为半透明的白色或淡黄色微带光泽的透明坚硬非晶体物质,是胶原变性衍生物,没有固定结构和分子量,其分子量分布在 15 000~25 000,已广泛应用于食品和医药化工产业。根据水解方法的不同明胶分为 A 型酸法明胶和 B 型碱法明胶。A 型明胶等电点为 7~9,B 型明胶等电点为 4.7~5.0。B 型明胶的性质稳定,不易长菌,两种明胶在加工性、成囊性方面无明显差别。明胶具有很多优良的功能特性,如成膜性、持水性、凝胶性、乳化性和起泡性等,其中凝胶性是明胶最重要的功能性质,是指明胶分子在一定条件下从无规则卷曲态转变成有序三螺旋结构[48]。

3. 聚酯

聚酯是由羟基或其内酯组成的聚合物,可生物降解,是迄今为止研究最多、应用最广的合成高分子材料。这类材料能在体内被人体正常代谢或水解成可溶解片段而排出体外,降解特性与其缓释或释药性能存在着密切的关系。聚酯降解后其外观发生改变,分子量降低。外观改变的阶段分子量改变不大,重量损失较慢,但分子量降低阶段伴随着外观发生重大的改变,重量损失加快。也有研究表明,聚酯降解的初期主要发生分子链断裂和分子量变小,后期主要发生溶蚀和重量减少。总体上看,聚酯类合成材料广泛应用于纳米载体中,其制备方法也比较成熟,得到的纳米粒子也较规整,但难以实现功能化[7]。

1.2.3　载药纳米粒子分析表征

通常采用扫描电子显微镜(SEM)、原子力显微镜(AFM)观察纳米粒子的形态。纳米粒径的大小可以通过光子相关光谱法(PCS)和动态光散射(DLS)进行表征,光子相关光谱法可确定布朗运动的流体力学直径的纳米粒子。其他的理化性质如密度、分子量和结晶度可影响药物的释放和降解,而表面电荷和疏水性,可能会大大影响纳米给药后的体内过程。可以利用细胞 Zeta 电位仪来测量纳米粒子的表面电荷密度。颗粒的表面性质和形态对药物的释放动力学也很重要。可采用差示扫描量热法(DSC)和热重分析(TGA)来分析纳米粒子的热变化情况,而结晶度可以通过 X 射线晶体测量。其他应被评估的参数包括药物包封率、载药量和药物释放率等。纳米粒子应评估的参数及分析手段见图 1-7 所示[6]。

形貌分析		表面分析	
特性	**常用技术**	**特性**	**常用技术**
尺寸(初级粒子)	TEM、SEM、AFM、XRD	表面积	BET
尺寸(初级粒子/集聚/团粒)	TEM、SEM、AFM、DLS、FFF、AUC、CHDF、XDC、HPLC、DMA(动态热机械分析)	表面电荷	SPM、GE、滴定法
		Zate电位	LDE、ESA、PALS
粒度分布	EM、SEM、AFM、DLS、AUC、FFF、HPLC、SMA	表面涂层成分	SPM、XPS、MS、RS、FTIR、NMR
		表面涂层覆盖率	AFM、AUC、TGA
分子量	SLS、AUC、GPC	表面活性	因纳米材料而异
结构/形状	TEM、SEM、AFM、NMR	表层-核心内作用	SPM、RS、ITC、AUC、GE
稳定性(3D结构)	DLS、AUC、FFF、SEM、TEM	拓扑结构	SEM、SPM、MS
化学分析		其他	
特性	**常用技术**	**特性**	**常用技术**
化学成分(核、表面)	XPS、MS、AAS、ICP-MS、RS、FTIR、NMR	装药量	MS、HPLC、UV-Vis、因纳米材料而异
纯度	ICP-MS、AAS、AUC、HPLC、DSC	药效/功能	因纳米材料而异
稳定性(化学)	MS、HPLC、RS、FTIR		
可溶性(化学)	因纳米材料而异	体外释放(检测)	UV-Vis、MS、HPLC、因纳米材料而异
结构(化学)	NMR、XRD		
结晶度	XRD、DSC	形变度	AFM、DMA(动态热机械分析)
催化活性	因纳米材料而异		

图 1-7　纳米粒子的表征技术[6]

1.3　靶向制剂

靶向制剂是一类利用人体生物学特性(如胃肠道内的 pH 梯度、毛细管直径差异免疫防卫系统、受体反应、特殊酶降解、病变部位的特殊化学环境,以及一些物理手段如磁场等),将药物传送到病变组织、器官和细胞的靶向给药系统的药物制剂总称。

Ehrlich 在 1906 年提出了靶向给药的概念。在 20 世纪,由于人们对疾病认识的局限性和无法从细胞、分子水平上了解药物作用机制,缺少材料和制备方法等原因,致使靶向制剂的研究没得到重视。近年来,随着材料科学、细胞生物学和分子生物学及纳米技术的飞速发展,靶向制剂已成为十分重要的研究领域[49]。现有的治疗药物大多数不具有靶向性,药物进入人体后,经过组织、器官以及多种酶的消除,最终只有少量能达到靶部位,为了达到治疗目的,要通过加大剂量来提高靶部位的药物浓度,如此不仅会造成药物的浪费,更严重的是会增大药物的毒副作用,特别是一些治疗窗窄、治疗指数小的药物,如抗恶性肿瘤药物,因剂量增加,患者可能无法耐受而造成严重的后果,甚至会导致死亡。

靶向制剂的设计目的:药物通过载体材料输送到人体的病变靶区(药理受体),以最小的药物剂量获得最大的治疗效果,降低毒副作用。

靶向制剂有多种分类方法。根据靶向性原动力靶向分为主动靶向(如前驱体药物、免疫载体、酶和离子通道等)、被动靶向和物理靶向(如磁、热、pH、栓塞等);靶向载体分为微球、纳米球、乳剂、复乳、脂质体和大分子药物载体等[50];根据体内靶向载体分布范围靶向分为器官(一级)靶向、组织(二级)靶向、细胞(三级)靶向和亚细胞、分子(四级)靶向。图 1-8 为不同载体材料聚合物在人体的吸收过程示意图[50]。

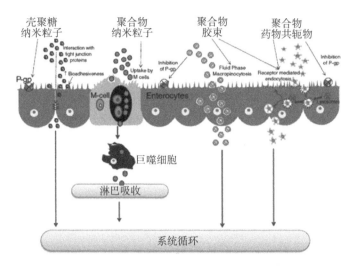

图 1-8　聚合物载药体内吸收过程示意图[50]

1.3.1　主动靶向制剂

　　主动靶向制剂（active targeted preparation，ATP）是经过特殊生物识别设计（如抗体识别、配体识别等），主动地寻找靶向，将药物导向特异性的识别靶区，从而实现预定的治疗目的的靶向制剂。修饰的药物载体有免疫载体、配体介导的载体（如叶酸受体）、PEG修饰的载体等，如图 1-9 所示[51]。

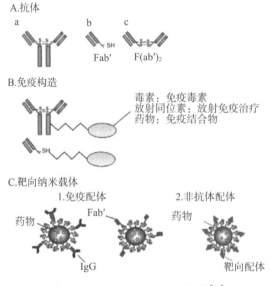

图 1-9　配体介导靶向治疗分类[51]

　　① 叶酸受体介导

　　目前研究较多的配体介导的载体为叶酸受体（folate receptor，FR）介导靶向给药系统。叶酸(folic acid,FA)是生命体中的一种重要的化学物质,是人体必需的维生素,其化学结构如图 1-10 所示。

有机化合物光谱数据库编号：1202　　　　CAS注册号：59-30-3
分子式：$C_{19}H_{19}N_7O_6$　　　　　　　　分子量：441.4
SDBS-NO=1202
叶酸

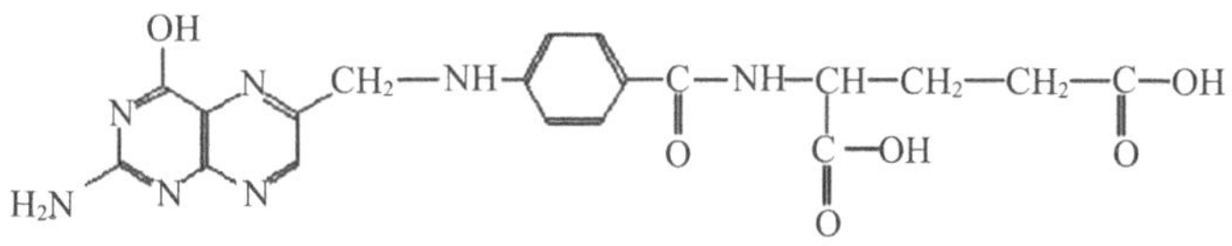

OH

H_2N

化合物名称
叶酸
蝶酰谷氨酸
N-(对-((2-氨基-4-羟基-6-蝶呤基)甲氨基)苯甲酰基)-L-谷氨酸
维生素M

图 1-10　叶酸的化学结构图[51]

叶酸(FA)参与细胞的代谢过程,图 1-11 为叶酸介导的细胞内吞途径示意图[51]。从图可以看出,叶酸参与多种代谢途径的一碳转移过程,通过叶酸载体和叶酸受体这两种跨膜蛋白来完成。

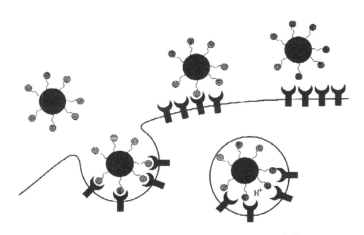

图 1-11　叶酸介导的细胞内吞途径示意图[51]

目前已证实 FR 在多种肿瘤细胞的表面过度表达,然而在大部分正常组织中仅在一些难以进入血循环的上皮细胞膜上表达。鉴于 FR 的表达特性,叶酸受体(FR)普遍作为受体介导靶向癌细胞的药物[52-58]。叶酸受体中被研究最多的是一种 38 kDa 的膜糖蛋白,其分为三个不同的亚型：两种糖基化磷脂酰肌醇(GPI)膜蛋白,即 FR-α 与 FR-β,以及 FR-γ[51]的可溶形式糖蛋白。其中 FR-α 糖蛋白作用十分重要,其蛋白分子以 GPI 锚定于细胞膜上,主要介导叶酸入胞主动转运。大量研究表明[20,59-71],叶酸通过化学键交联到载体材料上,可以同时有效地实现抗肿瘤药物缓释和对肿瘤细胞的靶向识别,提高肿瘤治疗效果。据文献报道,FR 在脉络丛、胚盘中有一定表达,在正常胸腺、肾、肺中呈低水平表达,然而在部分肿瘤组织中有高水平表达[70]，特别是在源自于上皮组织的恶性肿瘤，如乳腺癌、宫颈癌、卵巢癌、肾癌、鼻咽癌、结肠癌和肺癌中均有高度表达。进一步的研究表明，妇科肿瘤细胞系基本上都呈 FR 的过度表达[72]。利用配体的效应分子进行结构修饰，如制成抗肿瘤药物与叶酸类复合物，通过 FR 的介导作用进入肿瘤细胞内，对增强 FR 的靶向性和降低药物的毒副作用有非常重要的意义。

② PEG 修饰

用 PEG 修饰载体是为了延长载体在体内循环的时间，这样可以增加载体的寻靶机会。许多研究者将 PEG 修饰称为 PEG 化载体（pegylated carriers，PEGA）或长循载体（long circulation carriers，LCC）。迄今为止，已报道的 PEG 修饰的载体有 PEG 化脂质体、PEG 化纳米粒子和配体 PEG 化纳米粒子等，见图 1-12[73]。

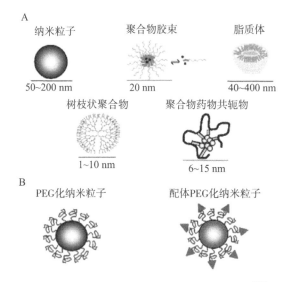

图 1-12 聚乙二醇和配体修饰制剂示意图[73]

普通纳米粒子在体内循环中会受到血液中各种成分的作用，如高密度脂蛋白、磷脂酶、Ca^{2+}、Mg^{2+}、血清白蛋白等，从而被快速清出体内。体内清除机制中补体激活的血清机制，为补体的 C_3 作为调理素与载体表面结合，从而与巨噬细胞结合。而载体 PEG 化后，可减少被清除出体内的药物的量，延长载体在人体内的循环时间，提高非单核巨噬细胞的组织靶向性。

1.3.2 被动靶向制剂

广义上讲，被动靶向制剂（passive targeted preparation，PTP）是利用组成、电荷和粒径等特性，通过生物体内部细胞的内吞、融合、吸附以及材料交换，在毛细血管中截留，或利用病变组织毛细血管的高通透性，将药物传送到靶部位的制剂；狭义而言，被动靶向指载药系统被单核巨噬细胞系统（又称网状内皮系统，RES）中的巨噬细胞（主要是肝 Kupffer 细胞）摄取，通过体内正常生理过程传送至肝、脾等器官[7]，所以又称被动靶向为自然靶向。但如果病灶部位不在肝、脾等器官,那么被动靶向就无法起到治疗作用。被动靶向制剂可以通过微球与微囊、纳米球与纳米囊、脂质体与类脂质体等载体来制备。其优点是:①有好的靶向性,对肿瘤细胞的选择性高;②能延长药物释放时间,避免或防止药物在转运过程中过早失活;③靶部位缓释;④可降低剂量,减少给药次数。

1.3.3 物理靶向制剂

物理靶向制剂中研究较多的为磁性靶向、热敏靶向[74]和 pH 敏感靶向制剂[75-78]。磁性靶向是利用体外磁响应作用将药物导向靶部位,磁性材料有纯铁粉、铁钴合金和磁铁矿等,大多以 Fe_3O_4 磁流体为材料,如图 1-13 所示。尽管国内外对磁性靶向制剂的研究进行得如火如荼[79-83],机理也尽善尽美,但磁性材料的磁性特点,在制备过程中对仪器的要求,在表征中对分析仪器的影响,以及在体内清除的问题,使研究结果还未见在临床治疗上应用。

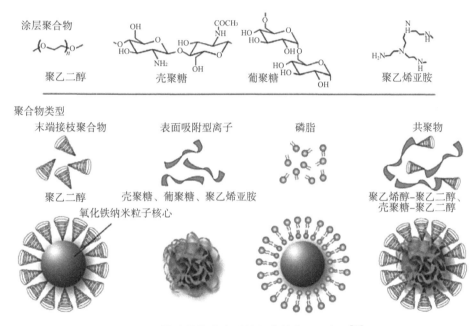

图 1-13 聚合物聚集在磁性纳米粒表面示意图[74]

1.4 抗恶性肿瘤药物

1.4.1 抗肿瘤药物研究进展

应用细胞毒素类药物为主的抗肿瘤药进行化学治疗仍是目前肿瘤综合治疗之重要手段。但是抗肿瘤药物对癌细胞的选择性低,在杀伤癌细胞时会在一定程度上对正常细胞造成部分损伤。部分癌细胞在接触抗肿瘤药后会对药物产生耐药性,甚至对没接触过的其他抗肿瘤药也会产生耐受,临床上称为多药耐药性(multiple drug ressistance,MDR),从而在一定程度上限制了其临床应用。

近几年来,抗肿瘤药的研发重点从研发新化学结构的药物转向寻找不同的抗肿瘤靶点和对疗效确切的原细胞毒药物进行靶向载体材料修饰层面,抗肿瘤药物的研发已进入一个崭新的时代[84-87],这为细胞毒药物的临床使用提供了广阔应用前景。化疗已经取得了一定的疗效,特别是对恶性淋巴瘤、白血病等的治疗有了突破,患者生存时间明显延长。目前,国内外关注的具有抗肿瘤作用的新靶点有:①以法尼基转移酶抑制剂、蛋白酪氨酸激酶抑制剂、细胞周期调控剂、信号转导通路抑制剂等为主的细胞信号转导分子;②以端粒酶为靶点的端粒酶抑制剂;③减少癌细胞脱落、黏附和基底膜降解的新型靶点;④以新生血管为靶点的新生血管生成抑制剂;⑤针对肿瘤细胞耐药性的耐药逆转剂;⑥针对抑癌基因和癌基因的基因治疗;⑦特异性杀伤癌细胞的抗体或毒素导向治疗;⑧增强放疗和化疗的疗效的肿瘤治疗增敏剂;⑨提高或调节机体免疫功能的生物反应调节剂;⑩促进恶性细胞向成熟分化的分化诱导剂。

1.4.2 抗肿瘤药物的生化机制

化疗为临床治疗恶性肿瘤的主要方法之一。近年来,在分子生物学、免疫学、细胞动力学理论指导下,采用联合用药的方法,可使得肿瘤化疗的疗效显著提高,不良反应明显减少。抗恶性肿瘤的药物作用机制如图 1-14 所示[88],具体作用如下:

① 干扰核酸(DNA、RNA)生物合成。有此类作用的代表药物有抑制二氢叶酸还原酶的甲氨蝶呤、阻止嘧啶类核苷酸形成的 5-氟尿嘧啶、阻止嘌呤类核苷酸形成的 6-巯嘌呤、抑制 DNA 多聚酶的阿糖胞苷、抑制核苷酸还原酶的羟基脲和新型的多靶点抗代谢药培美曲塞。药理作用使这类药物取代相应的正常核苷酸,干扰细胞内核酸的正常生物合成,从而阻止肿瘤细胞的增殖。

② 影响 DNA 结构与功能。药物通过破坏 DNA 结构或抵制拓扑异构酶活性从而产生抗肿瘤作用,这类药物有烷化剂、丝裂霉素 C、博来霉素等。

③ 嵌入 DNA 干扰转录过程。通过抵制 RNA 转录酶活性,干扰转录过程,妨碍 mRNA 合成,这类药物有放线菌素 D、蒽环类的柔红霉素、阿霉素等抗癌抗生素等。

④ 干扰蛋白质合成与功能。通过干扰核糖体的功能影响氨基酸供应的药物,可分为:长春碱类和鬼臼毒素类等影响纺锤丝形成的药物;三尖杉生物碱等干扰核蛋白体功能的药物;L-门冬酰胺酶等干扰氨基酸供应的药物。

⑤ 影响体内各种激素平衡。

⑥ 特异性酶及受体的阻断药物。一类是酪氨酸激酶抑制剂,如吉非替尼、伊马替尼、索拉非尼等药物;另一类是表皮生长因子受体抵制剂,如西妥昔单抗、曲妥珠单抗等药物。

⑦ 诱导细胞分化药物。如维 A 酸。

肿瘤细胞实质上是不断增殖的非正常组织细胞,由增殖细胞群及非增殖细胞群组成,肿瘤细胞的增殖动力学如图 1-15 所示[88],当增殖期的细胞因化疗大量死亡时,G_0 细胞便可进入增殖周期,可能成为肿瘤复发的根源,并且 G_0 期细胞对药物不敏感,是肿瘤化疗主要障碍之一。

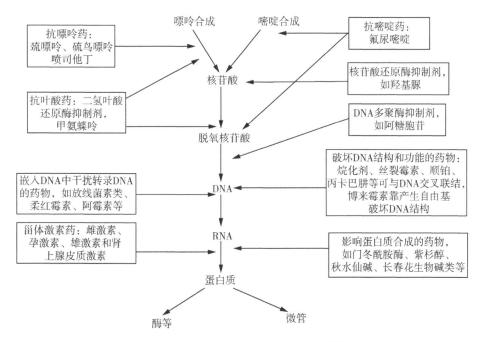

图 1-14　抗恶性肿瘤药物的作用机制[88]

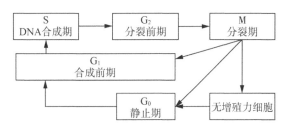

图 1-15　肿瘤细胞的增殖动力学[88]

1.4.3　肿瘤组织特点

肿瘤组织微血管构造管壁缺失、形状不规则、膨胀、内皮细胞连接间隙宽大、内皮细胞排列疏松。与正常组织相比,有以下区别:

① 形态结构不同:正常细胞形态规则,大小一致,核内染色质着色均匀、细胞核与整个细胞比例稳定。肿瘤细胞的尺寸不一,形态不规则,单个细胞中核与胞浆比例大,甚至出现双核、多核和巨核现象,且染色质不均匀。

② 细胞代谢不同:肿瘤细胞比正常细胞代谢旺盛且生长速度快,需要大量的蛋白质供给。

③ 生长方式不同:肿瘤细胞生长呈无节制性、侵袭性和转移等特点。肿瘤分为良性肿瘤和恶性肿瘤。良性肿瘤多数呈膨胀性或外生性生长,界限明显,有包膜,分化的细胞与正常细胞形态结构相似;恶性肿瘤生长迅速,呈浸润性生长,侵犯并破坏邻近组织,细胞

分化程度低,形态结构与其来源的正常细胞不同,近似胚胎发育期的未成熟细胞。

正常组织的微血管内皮间隙致密、结构完整,因而大分子不易透过血管壁;实体瘤组织血管丰富、结构完整性差、血管壁间隙较宽、淋巴回流缺失,使大分子类物质具有选择性、高通透性和滞留性,这种现象称为实体瘤组织的高通透性和滞留效应[89-92](enhanced permeability and retention effect,EPR)。EPR 效应在正常组织和肿瘤组织中的被动靶向差异如图 1-16 所示[89]。在全身给药后,大分子抗癌药在肿瘤组织中分布较多;而小分子抗癌药可以自由通过正常组织及肿瘤组织的血管壁,在正常组织及肿瘤组织中的分布相同,使药物选择性低、具有毒副作用及疗效不佳。所以小分子抗癌药不具备被动靶向作用。基于实体瘤组织结构的 EPR 特性,可以尽可能提高抗癌药物的靶向性,增强药效,减轻毒副作用[93-94]。近年来,主动靶向抗肿瘤药物更受人们关注,利用相对分子量>40 000 的大分子的 EPR 效应,产生肿瘤被动靶向作用与主动靶向作用相协同的效果,达到增加药效、减轻毒性的目的,已成为靶向药物设计的材料优选方向和发展趋势。

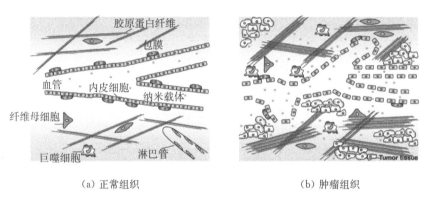

（a）正常组织　　　　　　　　　　　（b）肿瘤组织

图 1-16　EPR 效应在正常组织和肿瘤组织中的被动靶向的差异[89]

1.5　壳聚糖甲氨蝶呤纳米给药系统抗肿瘤作用

1.5.1　甲氨蝶呤性质及作用机理

甲氨蝶呤(methotrexate,MTX)化学结构式如图 1-17 所示,其性质与叶酸(图 1-10)相似,是 pK_a 为 $4.7\sim5.5$ 的弱羧酸,渗透性低($C\log P=0.53$),水溶性差($10\ \mu g/mL$),遵循饱和米氏动力学(Michaelis-Menten kinetics),在胃肠道的吸收具有剂量依赖性[95],口服易吸收,与血浆蛋白结合率为 50%,半衰期短($2\sim10\ h$)。

MTX 的作用机制如图 1-18 所示[95]。图中甲氨蝶呤(MTX)为 FA 拮抗剂,是以 FA 依赖性酶——二氢叶酸还原酶(dihydrofolate reductase,DHFR)为靶点而设计,其目的是抑制 DHFR,阻止二氢叶酸(DHFA)还原为四氢叶酸(THFA),使 N^5、N^{10}-亚甲基四氢叶酸(CH_2FH_4)尽量减少,阻止一碳基团的转移,抑制嘌呤核苷酸和嘧啶核苷酸的生物合成,使嘧啶合成时利用胸苷酸合成酶(thymidylate synthase,TS)催化 2-脱氧尿苷-5-单磷酸盐(dUMP)因缺乏一碳单位无法还原为 2-脱氧胸苷-5-单磷酸盐(dTMP),使 DNA 和 RNA 的合成中断,导致肿瘤细胞死亡。

有机化合物光谱数据库编号：23526　　CAS注册号：133073-73-1
　　　　　　　　　　　　　　　　　　　　　　　　　　59-05-2

分子式：$C_{20}H_{22}N_8O_5$　　　　　　　分子量：454.4

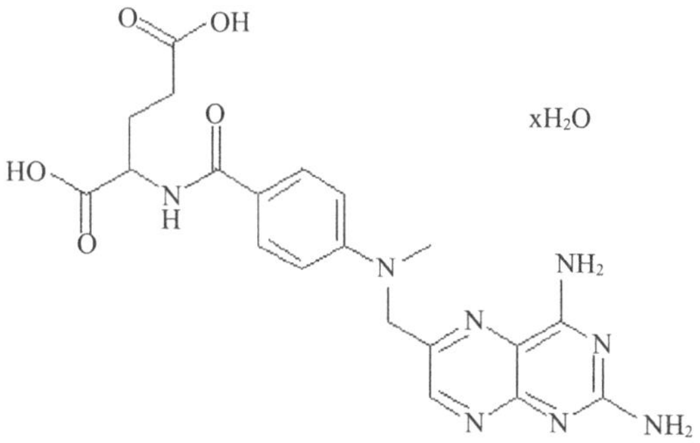

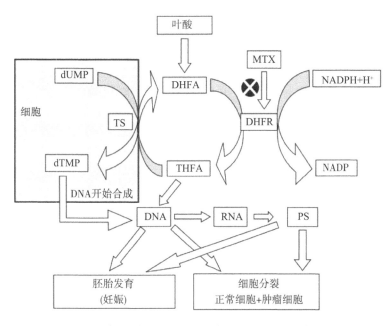

图 1-17　甲氨蝶呤化学结构式

DNA—脱氧核糖核酸;RNA—核糖核酸;PS—蛋白质合成;
NADP—烟酰胺腺嘌呤二核苷酸磷酸;$NADPH+H^+$—还原型 NADP

图 1-18　甲氨蝶呤作用机理[95]

　　MTX 在细胞内容易形成多聚谷氨酸盐(DHFA)。MTX-聚谷氨酸盐、累积的 DHFA-聚谷氨酸盐也能直接抑制氨基咪唑甲酰胺核苷酸甲酰转移酶(AICARFT)的生物活性,使 MTX 长期滞留在特定细胞内,从而增强抗肿瘤疗效[96]。MTX 属于细胞周期特异性药物,主要作用于细胞周期的 S 期,对 G_1 期细胞的作用较弱,但对 G_1/S 期的细胞有延缓作用。

1.5.2　甲氨蝶呤临床应用及存在问题

图1-19所示为不同剂型的甲氨蝶呤在国内外市场销量比,图1-20所示为甲氨蝶呤应用于各种疾病的临床使用情况。从图1-19和1-20可以看出,甲氨蝶呤(MTX)临床应用广泛,可治疗各种疾病,如癌症、类风湿关节炎、银屑病、米索前列醇诱导流产和其他自身免疫性疾病[95]。临床上,32.78%的MTX用于肿瘤治疗(图1-20),约占临床使用量的1/3,主要用于治疗儿童急性淋巴性白血病、蕈样肉芽肿、多发性骨髓瘤、恶性淋巴瘤、非何杰金氏淋巴瘤、肺癌、头颈部癌、各种软组织肉瘤、乳腺癌、宫颈癌、卵巢癌、恶性葡萄胎、睾丸癌、绒毛膜上皮癌等。

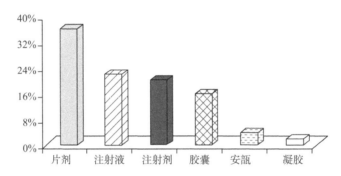

图1-19　不同剂型的甲氨蝶呤在国内外市场销量比[95]

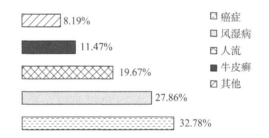

图1-20　甲氨蝶呤应用于各种疾病的临床使用情况[95]

然而,和传统的细胞毒类抗肿瘤药一样,MTX对肿瘤细胞和正常细胞的选择性低、靶部位药物浓度不高、血浆半衰期短($t_{1/2}$,Ⅰ阶段仅为45 min),常常需静脉持续给药,会产生严重的毒副作用,含分裂增殖较快细胞的组织(如骨髓和消化道黏膜)极易被抑制,这会导致患者白细胞和血小板减少,出现口腔炎、胃炎、呕吐、便血等现象,妊娠早期应用可致畸胎、死胎等,其他不良反应包括皮炎、脱发和肾毒性等。此外,MTX的代谢过程也比较复杂,对正常组织、器官也会产生毒性作用,如产生急慢性肝毒性、肾毒性、慢性阻塞性肺部疾病和间质性肺炎等。MTX治疗窗窄,为了保证药效和患者安全、减少其副作用,在使用过程中应进行药物监测(therapeutic drug monitoring,TDM)。

耐药性是抗肿瘤治疗的另一个主要问题,也是肿瘤化疗失败的重要原因。非增殖的

G_0 期肿瘤细胞对多数抗肿瘤药物均不敏感,为天然耐药。当一部分癌细胞对一种抗肿瘤药产生耐药性后,它们对其他非同类药物也会产生抗药性,称为多药耐药性(multiple drug resistance,MDR)。多耐药性会大大降低抗癌药物的疗效。癌细胞耐药性的产生机制很多,目前的研究主要集中在 P-糖蛋白参与的耐药性产生机制上[97]。临床治疗中为了获得最大的疗效,降低耐药性,常采用周大剂量 MTX 间歇疗法替代传统的天小剂量持续治疗,但这会给患者造成严重的副作用,如黏膜炎,有时甚至会导致死亡[98-99]。

1.5.3 给药系统的研究现状

近年来,为提高肿瘤的化疗效果,避免肿瘤耐药性的产生、降低抗癌药物毒副作用及提高药物靶向性,相当多的研究工作已经开始针对新的 MTX 的输送系统,MTX 控制释放(controlled release, CR)、缓释释放(sustained release,SR)和靶向给药系统(targeted drug delivery systems,TDDS)等。目前在 MTX 新型的药物传输系统中,主要的研究对象为纳米粒子系统、微球系统、脂质体系统、混合多粒子系统,以及前药和药物偶联物系统等[95],不同给药系统的研发情况比较见图 1-21[95]。

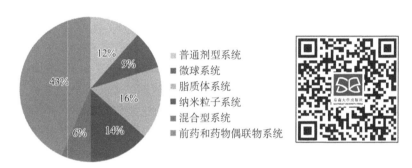

图 1-21 甲氨蝶呤在不同给药系统中的研发比较[95]

主要的给药系统的研发进展如下:

① 纳米给药系统(nanoparticles drug delivery systems,NDDS):纳米给药系统以其微小的颗粒和活泼的表面特性为药物传递提供一个有效的载体。聚合物纳米粒子具有良好的生物相容性且无毒无副作用,能够与癌细胞表达的受体特异性结合,改变治疗药物的化学性质,显著增加治疗效果,已成为生物医学领域的研究热点[13, 100-101]。基于实体瘤组织的高通透性和滞留效应(EPR 效应),纳米尺度药物载体具有被动靶向功能,通过主动靶向的特异结合功能,可以实现主动靶向作用。PEG 修饰的纳米载体可以延长药物在血液中的循环时间,使它们有更多的机会达到预期的靶部位[102]。Gao 和 Jiang[103]研究了粒径为 70~345 nm 的聚山梨酯包裹聚氰基丙烯酸正丁酯纳米颗粒对 MTX 穿过大鼠血脑屏障运输(BBB)的影响规律,发现包裹聚氰基丙烯酸正丁酯的纳米粒子在大鼠大脑中的浓度比未包裹的高。Yang 等[104]制备了直径为 261.9 nm 的甲氧基聚(乙烯乙二醇)接枝壳聚糖(mPEG-g-CS)载 MTX 纳米粒子,结果显示体外 48 h 药物释放在 50% 左右,说明该聚合物可以作为潜在的缓释载体。大量的文献[12, 13, 15, 101, 104-108]报道了阳离子牛血清

白蛋白(CBSA)和共轭聚乙二醇-聚丙交酯(PEG-PLA)等可以缓控释药与靶向释放,提高药效,降低不良反应。但与传统剂型相比,这些纳米药剂的纳米系统的稳定性问题有待进一步提高。

② 微球给药系统(microspheres drug delivery systems,MDDS):设计具有合理的微球尺寸和结构的药物载体,以达到延长药物的释放时间、提高药理活性、减少副作用的目的。可生物降解的 MTX-亲水性明胶微球有 $1\sim5\mu m$、$5\sim10\mu m$、$15\sim20\mu m$ 三种不同的颗粒尺寸。研究表明[109],以戊二醛为交联剂,通过聚合物分散技术制备的微球,其 MTX 在模拟胃液中大约 6 天、在模拟小肠液中 5~8 天可实现零级释放,而在体外药物释放速度与颗粒大小成反比关系。

③ 脂质体给药系统(liposomes drug delivery systems,LDDS):最初,英国 Bangham 博士将磷脂分散在水中,结果发现两亲性分子能在水中自发形成多层囊泡,囊泡各层之间被水间隔开。后来,研究者将该类生物膜的磷脂双分子球状小囊称为脂质体。根据结构中所含的双层磷脂膜层数的不同,脂质体分为单室脂质体及多室脂质体。其中,粒径小于100 nm 的为小单室脂质体,粒径为 100~1 000 nm 的为大单室脂质体,粒径为 $1\sim5$ μm 的为多室脂质体。由于脂质体无毒且具有良好的生物相容性,不引起免疫反应,还可以同时包载亲水和疏水性药物,能够防止体内酶对药物的分解破坏,所以对脂质体给药系统的研究越来越受关注[110-113]。

④ 混合多粒子给药系统(miscellaneous multiparticulate drug delivery systems,MMDDS):Mishra 等人[114]采用 MTX 共轭 N-羟基琥珀酰亚胺酯和生物素(NHS-生物素)以及共轭红细胞,发现巨噬细胞摄取和吞噬指数为这些修饰的两倍,说明红细胞可以作为一种潜在的药物载体,用于肝靶向载体,具有优异的稳定性和生物相容性。Kukows-ka-Latallo 等人[113]采用聚酰胺(PAMAM)树枝状高分子与 MTX 和叶酸连接成多粒子系统,并将这些偶联物注射到接种 KB 肿瘤的小鼠体内,发现叶酸偶联纳米颗粒主要集中在肿瘤和肝组织,时间长达 4 天,提示预先静脉注射游离叶酸可能有利于 PAMAM 树枝状大分子与肿瘤组织定位结合。

⑤ 前体药物和药物偶联物给药系统(prodrug and drug conjugates drug delivery systems,PDCDDS):MTX 已被用作基本的宏观分子前体药物的活性部分,其结构终端中有羧基和氨基,很容易对其进行改性[115]。MTX 在酸性的溶酶体环境下比较稳定,可以设计成溶酶体激活机制药物。Kopecek 等[116-117]曾利用该机制制备 MTX-HSA-mAb 来实验靶向释放作用。很多文献报道[118-123],体外实验证明,利用 MTX 与多肽、抗体和特异酶结合成偶联物,具有明显的疗效。

在这些给药系统中,纳米粒子因能实现特定部位给药而成为最有前途的药物传递方式[95],其通过 EPR 效应,将活性药物成分释放到肿瘤细胞中,实现对肿瘤的被动靶向作用[93, 94]。然而,MTX 的纳米给药系统的临床应用尚在起步阶段,纳米尺寸相关的性能问题、稳定性和在肿瘤组织中的分布的评价有待作进一步研究。

1.5.4 壳聚糖甲氨蝶呤纳米给药系统

恶性肿瘤的有效治疗方法的研究仍然是医疗工作者难以攻克的瓶颈。目前,肿瘤综合治疗仍是以细胞毒药物为主要的抗肿瘤药进行化疗。然而,大部分抗肿瘤药物对癌细胞的选择性低,在杀伤癌细胞的同时也会损伤人体正常细胞[95]。一些癌细胞在接触抗肿瘤药后甚至会产生耐药性而使化疗失效。甲氨蝶呤为临床广泛使用、疗效确切的一线抗肿瘤药。跟其他抗肿瘤药物一样,这种药物也有对癌细胞选择性低、毒性大和具有耐药性等问题。在治疗过程中为了避免癌细胞产生耐药性以及提高药效,临床常采用大剂量间歇疗法替代常规剂量的持续给药疗法。但这样会给患者带来严重的不良反应和副作用,导致对病人的二次伤害。鉴于此,改变传统的给药方式迫在眉睫。

近年来,随着生物医学和各种现代科技的发展,采用先进的材料为载体,将传统的甲氨蝶呤剂型改造成具有控制释放、缓释释放和靶向给药的药剂,给抗肿瘤药物的研制提供了机遇。

药物在体内的分布、代谢、排泄等行为取决于药物本身化学结构和其理化性质,这些特性决定组织和血浆蛋白亲和力、膜受体亲和性和对酶生物转化的敏感性等生物特性,不能通过药物剂型(如注射剂、片剂、软膏)来调整。抗癌药物与纳米载体结合后,可将药物本身的物理化学性质隐藏,使其在体内的分布过程依赖于载体的理化特性。普通纳米粒子给药后,只能通过实体瘤的高通透性和滞留效应,产生被动靶向作用到靶细胞。大部分肿瘤组织叶酸受体过度表达,利用该受体的天然配体-叶酸,可实现纳米粒子的主动靶向,提高靶部位的药物浓度,提高疗效,降低毒副作用[56]。

壳聚糖为天然药物载体材料,来源丰富,因具有良好的生物相容性、可降解性且无毒而得到广泛使用,是自然界中唯一的碱性多糖,其化学结构相对简单,很容易进行改性[9]。聚乙二醇为亲水性的非离子高聚物,有良好的生物相容性,无毒副作用,在药物缓释体系中常用来修饰微球,以增强药物的包封和运载性能。同时,聚乙二醇为高度亲水的柔性链,能结合大量的水分子,对 CS 纳米粒子表面修饰后形成一层水性的外壳,把纳米粒子"隐藏"在内,避免被巨噬细胞和网状内皮系统识别,增加药物在血液系统中的循环时间[39, 44-45]。

采用合适分子量的天然高分子材料壳聚糖为原料,通过物理诱导法可获得壳聚糖纳米粒子,并可使用化学交联固定获得聚乙二醇化的壳聚糖纳米粒子。纳米粒子载药后制成甲氨蝶呤纳米系统,再对其进行系统的体内外抗癌疗效作用的研究,技术路线框图如图 1-22 所示。

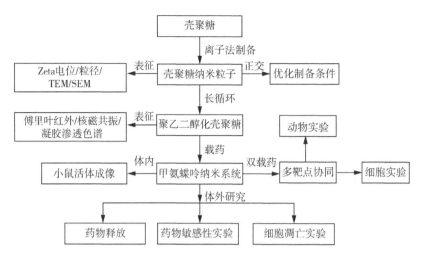

图1-22 壳聚糖甲氨蝶呤纳米系统的技术路线图

参考文献

[1] Cho K，Wang X，Nie S，et al. Therapeutic nanoparticles for drug delivery in cancer[J]. Clinical Cancer Research，2008，14(5)：1310-1316.

[2] Farokhzad O C，Langer R. Impact of nanotechnology on drug delivery[J]. ACS Nano，2009，3 (1)：16-20.

[3] Peer D，Karp J M，Hong S，et al. Nanocarriers as an Emerging Platform for Cancer Therapy[J]. Nature nanotechnology，2007，2(12)：751-760.

[4] Stommel J M，Kimmelman A C，Ying H，et al. Coactivation of receptor tyrosine kinases affects the response of tumor cells to targeted therapies[J]. Science，2007，318(5848)：287-290.

[5] Shi J，Votruba A R，Farokhzad O C，et al. Nanotechnology in drug delivery and tissue engineering：from discovery to applications[J]. Nano Letters，2010，10(9)：3223-3230.

[6] De-Villiers M M，Aramwit P，Kwon G S. Nanotechnology in drug delivery[M]. New York，NY，USA：Springer-verlag，2009.

[7] 崔福德. 药剂学[M]. 北京：人民卫生出版社，2012.

[8] Gan Q，Wang T，Cochrane C，et al. Modulation of surface charge，particle size and morphological properties of chitosan – TPP nanoparticles intended for gene delivery[J]. Colloids and Surfaces B：Biointerfaces，2005，44 (2)：65-73.

[9] Agnihotri S A，Mallikarjuna N N，Aminabhavi T M. Recent advances on chitosan-based micro- and nanoparticles in drug delivery[J]. Journal of Controlled Release，2004，100(1)：5-28.

[10] Ravi Kumar M N V. A review of chitin and chitosan applications[J]. Reactive and Functional Polymers，2000，46 (1)：1-27.

[11] Lu B，Wang C F，Wu D Q，et al. Chitosan based oligoamine polymers：synthesis，characterization，and gene delivery[J]. Journal of Controlled Release，2009，137(1)：54-62.

[12] Ji J，Wu D，Liu L，et al. Preparation，characterization，and in vitro release of folic acid-conjugated chitosan nanoparticles loaded with methotrexate for targeted delivery[J]. Polymer Bulletin，2012，

68(6)：1707-1720.

[13] Nogueira D R, Tavano L, Mitjans M, et al. In vitro antitumor activity of methotrexate via pH-sensitive chitosan nanoparticles[J]. Biomaterials, 2013, 34(11):2758-2772.

[14] Wang B, He C, Tang C, et al. Effects of hydrophobic and hydrophilic modifications on gene delivery of amphiphilic chitosan based nanocarriers[J]. Biomaterials, 2011, 32(20)：4630-4638.

[15] Chen J, Huang L Q, Lai H X, et al. Methotrexate-loaded PEGylated chitosan nanoparticles：synthesis, characterization, and in vitro and in vivo antitumoral activity[J]. Molecular Pharmaceutics, 2013, 11(7)：2213-2223.

[16] Borchard G. Chitosans for gene delivery[J]. Advanced Drug Delivery Reviews, 2001, 52(2)：145-150.

[17] Yang Y, Wang S, Wang Y, et al. Advances in self-assembled chitosan nanomaterials for drug delivery[J]. Biotechnology Advances, 2014, 32 (7)：1301-1316.

[18] Buschmann M D, Merzouki A, Lavertu M, et al. Chitosans for delivery of nucleic acids[J]. Advanced Drug Delivery Reviews, 2013, 65(9)：1234-1270.

[19] Chen M C, Mi F L, Liao Z X, et al. Recent advances in chitosan-based nanoparticles for oral delivery of macromolecules[J]. Advanced Drug Delivery Reviews, 2013, 65(6)：865-879.

[20] Kwon O J, Kang E, Choi J W, et al. Therapeutic targeting of chitosan-PEG-folate-complexed oncolytic adenovirus for active and systemic cancer gene therapy[J]. Journal of Controlled Release, 2013, 169(3):257-265.

[21] Barbieri S, Sonvico F, Como C, et al. Lecithin/chitosan controlled release nanopreparations of tamoxifen citrate：loading, enzyme- trigger release and cell uptake[J]. Journal of Controlled Release, 2013, 167(3)：276-283.

[22] Nogueira D R, Tavano L, Mitjans M, et al. In vitro antitumor activity of methotrexate via pH-sensitive chitosan nanoparticles[J]. Biomaterials, 2013, 34(11)：2758-2772.

[23] Chen D Q, Sun J F. In vitro and in vivo evaluation of PEG-conjugated ketal-based chitosan micelles as pH-sensitive carriers[J]. Polymer Chemistry, 2015, 6(6)：998-1004.

[24] Agnihotri S A, Mallikarjuna N N, Aminabhavi T M. Recent advances on chitosan-based micro- and nanoparticles in drug delivery[J]. Journal of Controlled Release, 2004, 100(1):5-28.

[25] Illum L. Chitosan and its use as a pharmaceutical excipient[J]. Pharmaceutical Research, 1998, 15(9):1326-1331.

[26] Zheng A P, Wang J C, Lu W L, et al. Thymopentin-loaded pH-sensitive chitosan nanoparticles for oral administration：Preparation, characterization, and pharmacodynamics [J]. Journal of Nanoscience and Nanotechnology, 2006, 6(9/10):2936-2944.

[27] Berthold A, Cremer K, Kreuter J. Preparation and characterization of chitosan microspheres as drug carrier for prednisolone sodium phosphate as model for antiinflammatory drugs[J]. Journal of Controlled Release, 1996, 39(1)：17-25.

[28] Tian X X, Groves M J. Formulation and biological activity of antineoplastic proteoglycans derived from Mycobacterium vaccae in chitosan nanoparticles[J]. Journal of Pharmacy and Pharmacology, 1999, 51(2)：151-157.

[29] Park J H, Kwon S, Lee M, et al. Self-assembled nanoparticles based on glycol chitosan bearing

hydrophobic moieties as carriers for doxorubicin: In vivo biodistribution and anti-tumor activity [J]. Biomaterials, 2006, 27(1): 119-126.

[30] Lee K Y, Kwon I C, Kim Y H, et al. Preparation of chitosan self-aggregates as a gene delivery system[J]. Journal of Controlled Release, 1998, 51(2/3): 213-220.

[31] Banerjee T, Mitra S, Singh A K, et al. Preparation, characterization and biodistribution of ultra-fine chitosan nanoparticles[J]. International Journal of Pharmaceutics, 2002, 243(1/2): 93-105.

[32] Peniche H, Osorio A, Acosta N, et al. Preparation and characterization of superparamagnetic chitosan microspheres: Application as a support for the immobilization of tyrosinase[J]. Journal of Applied Polymer Science, 2005, 98(2): 651-657.

[33] Brigger I, Dubernet C, Couvreur P. Nanoparticles in cancer therapy and diagnosis[J]. Advanced Drug Delivery Reviews, 2002, 54(5):631-651.

[34] Hu Y, Jiang X Q, Ding Y, et al. Synthesis and characterization of chitosan-poly(acrylic acid) nanoparticles[J]. Biomaterials, 2002, 23(15): 3193-3201.

[35] Peracchia M T, Gref R, Minamitake Y, et al. PEG-coated nanospheres from amphiphilic diblock and multiblock copolymers: Investigation of their drug encapsulation and release characteristics [J]. Journal of Controlled Release, 1997, 46(3): 223-231.

[36] Moghimi S M, Hunter A C, Murray J C. Long-circulating and target-specific nanoparticles: Theory to practice[J]. Pharmacological Reviews, 2001, 53(2): 283-318.

[37] Hu F X, Neoh K G, Cen L, et al. Cellular response to magnetic nanoparticles "PEGylated" via surface-initiated atom transfer radical polymerization [J]. Biomacromolecules, 2006, 7(3): 809-816.

[38] Pasut G, Veronese F M. Polymer-drug conjugation, recent achievements and general strategies [J]. Progress in Polymer Science, 2007, 32(8-9): 933-961.

[39] Saw P E, Park J, Lee E, et al. Effect of PEG Pairing on the Efficiency of Cancer-Targeting Liposomes[J]. Theranostics, 2015, 5(7): 746-754.

[40] Zhang Y, Zhuo R X. Synthesis and drug release behavior of poly (trimethylene carbonate)-poly (ethylene glycol)-poly (trimethylene carbonate) nanoparticles[J]. Biomaterials, 2005, 26(14): 2089-2094.

[41] Otsuka H, Nagasaki Y, Kataoka K. PEGylated nanoparticles for biological and pharmaceutical applications[J]. Advanced Drug Delivery Reviews, 2012, 64: 246-255.

[42] Mao S R, Shuai X T, Unger F, et al. Synthesis, characterization and cytotoxicity of poly(ethylene glycol)-graft-trimethyl chitosan block copolymers[J]. Biomaterials, 2005, 26(32):6343-6356.

[43] Li C, Wallace S. Polymer-drug conjugates: Recent development in clinical oncology[J]. Advanced Drug Delivery Reviews, 2008, 60(8): 886-898.

[44] Hatakeyama H, Akita H, Harashima H. A multifunctional envelope type nano device (MEND) for gene delivery to tumours based on the EPR effect: A strategy for overcoming the PEG dilemma [J]. Advanced Drug Delivery Reviews, 2011, 63(3): 152-160.

[45] Holgado M A, Martín-Banderas L, Alvarez-Fuentes J, et al. Drug Targeting to cancer by nanoparticles surface functionalized with special biomolecules[J]. Current Medicinal Chemistry, 2012, 19(19):3188-3195.

[46] Maeda H, Wu J, Sawa T, et al. Tumor vascular permeability and the EPR effect in macromolecular therapeutics: a review[J]. Journal of Controlled Release, 2000, 65(1/2): 271-284.

[47] Hong M H, Zhu S J, Jiang Y Y, et al. Efficient tumor targeting of hydroxycamptothecin loaded PEGylated niosomes modified with transferrin[J]. Journal of Controlled Release, 2009, 133(2): 96-102.

[48] Kanmani P, Rhim J W. Physical, mechanical and antimicrobial properties of gelatin based active nanocomposite films containing AgNPs and nanoclay[J]. Food Hydrocolloids, 2014, 35:644-652.

[49] Maruyama K. Intracellular targeting delivery of liposomal drugs to solid tumors based on EPR effects[J]. Advanced Drug Delivery Reviews, 2011, 63(3): 161-169.

[50] Thanki K, Gangwal R P, Sangamwar A T, et al. Oral delivery of anticancer drugs: Challenges and opportunities[J]. Journal of Controlled Release, 2013, 170(1):15-40.

[51] Sudimack J, Lee R J. Targeted drug delivery via the folate receptor[J]. Advanced Drug Delivery Reviews, 2000, 41(2): 147-162.

[52] Canal F, Vicent M J, Pasut G, et al. Relevance of folic acid/polymer ratio in targeted PEG-epirubicin conjugates[J]. Journal of Controlled Release, 2010, 146(3): 388-399.

[53] Vandana M, Sahoo S K. Reduced folate carrier Independent internalization of PEGylated pemetrexed: a potential nanomedicinal approach for breast cancer therapy[J]. Molecular Pharmaceutics, 2012, 9(10): 2828-2843.

[54] Hillaireau H, Couvreur P. Nanocarriers' entry into the cell: relevance to drug delivery[J]. Cellular and Molecular Life Sciences, 2009, 66(17): 2873-2896.

[55] Spiegelstein O, Eudy J D, Finnell R H. Identification of two putative novel folate receptor genes in humans and mouse[J]. Gene, 2000, 258(1-2): 117-125.

[56] Roger E, Kalscheuer S, Kirtane A, et al. Folic acid functionalized nanoparticles for enhanced oral drug delivery[J]. Molecular Pharmaceutics, 2012, 9(7): 2103-2110.

[57] Elnakat H, Ratnam M. Distribution, functionality and gene regulation of folate receptor isoforms: implications in targeted therapy[J]. Advanced Drug Delivery Reviews, 2004, 56(8): 1067-1084.

[58] Low P S, Henne W A, Doorneweerd D D. Discovery and development of folic-acid-based receptor targeting for Imaging and therapy of cancer and inflammatory diseases[J]. Accounts of Chemical Research, 2008, 41(1): 120-129.

[59] Zhao X B, Li H, Lee R J. Targeted drug delivery via folate receptors[J]. Expert Opinion on Drug Delivery, 2008, 5(3): 309-319.

[60] Pasut G, Canal F, Via L D, et al. Antitumoral activity of PEG-gemcitabine prodrugs targeted by folic acid[J]. Journal of Controlled Release, 2008, 127(3): 239-248.

[61] Zhao P Q, Wang H J, Yu M, et al. Paclitaxel loaded folic acid targeted nanoparticles of mixed lipid-shell and polymer-core: In vitro and in vivo evaluation[J]. European Journal of Pharmaceutics and Biopharmaceutics, 2012, 81(2): 248-256.

[62] Park Y, Kang E, Kwon O J, et al. Ionically crosslinked Ad/chitosan nanocomplexes processed by electrospinning for targeted cancer gene therapy[J]. Journal of Controlled Release, 2010, 148(1): 75-82.

[63] Leamon C P, Reddy J A. Folate-targeted chemotherapy[J]. Advanced Drug Delivery Reviews,

2004，56(8)：1127-1141.

[64] Wang F H，Chen Y X，Zhang D R，et al. Folate-mediated targeted and intracellular delivery of paclitaxel using a novel deoxycholic acid-O-carboxymethylated chitosan-folic acid micelles[J]. International Journal of Nanomedicine，2012，7：325-337.

[65] Lu Y J，Low P S. Folate-mediated delivery of macromolecular anticancer therapeutic agents[J]. Advanced Drug Delivery Reviews，2012，64：342-352.

[66] You J，Li X，De Cui F，et al. Folate-conjugated polymer micelles for active targeting to cancer cells：preparation，in vitro evaluation of targeting ability and cytotoxicity[J]. Nanotechnology，2008，19(4)：045102.

[67] Sabharanjak S，Mayor S. Folate receptor endocytosis and trafficking[J]. Advanced Drug Delivery Reviews，2004，56(8)：1099-1109.

[68] Steinfeld R，Grapp M，Kraetzner R，et al. Folate receptor alpha defect causes cerebral folate transport deficiency：a treatable neurodegenerative disorder associated with disturbed myelin metabolism[J]. American Journal of Human Genetics，2009，85(3)：354-363.

[69] Iwakiri S，Sonobe M，Nagai S，et al. Expression status of folate receptor α is significantly correlated with prognosis in non-small-cell lung cancers[J]. Annals of Surgical Oncology，2008，15(3)：889-899.

[70] Weitman S D，Lark R H，Coney L R，et al. Distribution of the folate receptor GP38 in normal and malignant cell lines and tissues[J]. Cancer Research，1992，52(12)：3396-3401.

[71] Antony A C. Folate receptors[J]. Annual Review of Nutrition，1996，16：501-521.

[72] Bagnoli M，Canevari S，Figini M，et al. A step further in understanding the biology of the folate receptor in ovarian carcinoma[J]. Gynecologic Oncology，2003，88(1)：S140-S144.

[73] Danhier F，Feron O，Préat V. To exploit the tumor microenvironment：Passive and active tumor targeting of nanocarriers for anti-cancer drug delivery[J]. Journal of Controlled Release，2010，148(2)：135-146.

[74] Zhang-Van Erik J，Mason B D，Yu L，et al. Perturbation of thermal unfolding and aggregation of human IgG1 Fc fragment by Hofmeister anions[J]. Molecular Pharmaceutics，2013，10(2)：619-630.

[75] Won Y Y，Lee H. "pH phoresis"：A new concept that can be used for improving drug delivery to tumor cells[J]. Journal of Controlled Release，2013，170(3)：396-400.

[76] Wang Y S，Chen H L，Liu Y Y，et al. pH-sensitive pullulan-based nanoparticle carrier of methotrexate and combretastatin A4 for the combination therapy against hepatocellular carcinoma[J]. Biomaterials，2013，34(29)：7181-7190.

[77] Gao G H，Li Y，Lee D S. Environmental pH-sensitive polymeric micelles for cancer diagnosis and targeted therapy[J]. Journal of Controlled Release，2013，169(3)：180-184.

[78] Qiu Y，Park K. Environment-sensitive hydrogels for drug delivery[J]. Advanced Drug Delivery Reviews，2012，64(supplement)：49-60.

[79] Veiseh O，Gunn J W，Zhang M Q. Design and fabrication of magnetic nanoparticles for targeted drug delivery and imaging[J]. Advanced Drug Delivery Reviews，2010，62(3)：284-304.

[80] Ito A，Shinkai M，Honda H，et al. Medical application of functionalized magnetic nanoparticles

[J]. Journal of Bioscience and Bioengineering, 2005, 100(1): 1-11.

[81] Arruebo M, Fernández-Pacheco R, Ibarra M R, et al. Magnetic nanoparticles for drug delivery [J]. Nano Today, 2007, 2(3): 22-32.

[82] Cole A J, Yang V C, David A E. Cancer theranostics: the rise of targeted magnetic nanoparticles [J]. Trends in Biotechnology, 2011, 29(7): 323-332.

[83] Chen A Z, Li L, Wang S B, et al. Study of Fe_3O_4-PLLA-PEG-PLLA magnetic microspheres based on supercritical CO_2: Preparation, physicochemical characterization, and drug loading investigation[J]. Journal of Supercritical Fluids, 2012, 67: 139-148.

[84] Lv S X, Song W T, Tang Z H, et al. Charge-conversional PEG-polypeptide polyionic complex nanoparticles from simple blending of a pair of oppositely charged block copolymers as an intelligent vehicle for efficient antitumor drug delivery[J]. Molecular Pharmaceutics, 2014, 11(5): 1562-1574.

[85] Timerbaev A R. Recent progress of ICP-MS in the development of metal-based drugs and diagnostic agents[J]. Journal of Analytical Atomic Spectrometry, 2014, 29(6): 1058-1072.

[86] Chen H J, Zhou X B, Gao Y, et al. Recent progress in development of new sonosensitizers for sonodynamic cancer therapy[J]. Drug Discovery Today, 2014, 19(4):502-509.

[87] Cabral H, Kataoka K. Progress of drug-loaded polymeric micelles into clinical studies[J]. Journal of Controlled Release, 2014, 190: 465-476.

[88] 朱依谆,殷明. 药理学[M]. 北京：人民卫生出版社, 2012.

[89] Fang J, Nakamura H, Maeda H. The EPR effect: Unique features of tumor blood vessels for drug delivery, factors involved, and limitations and augmentation of the effect[J]. Advanced Drug Delivery Reviews, 2011, 63(3):136-151.

[90] Maeda H. Tumor-selective delivery of macromolecular drugs via the EPR effect: background and future prospects[J]. Bioconjugate Chemistry, 2010, 21(5):797-802.

[91] Taurin S, Nehoff H, Greish K. Anticancer nanomedicine and tumor vascular permeability: Where is the missing link? [J]. Journal of Controlled Release, 2012, 164(3): 265-275.

[92] Liu J J, Luo Z, Zhang J X, et al. Hollow mesoporous silica nanoparticles facilitated drug delivery via cascade pH stimuli in tumor microenvironment for tumor therapy[J]. Biomaterials, 2016, 83: 51-65.

[93] Nakamura H, Jun F, Maeda H. Development of next-generation macromolecular drugs based on the EPR effect: challenges and pitfalls[J]. Expert Opinion on Drug Delivery, 2015, 12(1): 53-64.

[94] Ríhová B, Kovár L, Kovár M, et al. Cytotoxicity and immunostimulation: double attack on cancer cells with polymeric therapeutics[J]. Trends in Biotechnology, 2009, 27(1):11-17.

[95] Khan Z A, Tripathi R, Mishra B. Methotrexate: a detailed review on drug delivery and clinical aspects[J]. Expert Opinion on Drug Delivery, 2012, 9(2): 151-169.

[96] Genestier L, Paillot R, Quemeneur L, et al. Mechanisms of action of methotrexate[J]. Immunopharmacology, 2000, 47(2/3): 247-257.

[97] Meng H A, Liong M, Xia T A, et al. Engineered design of mesoporous silica nanoparticles to deliver doxorubicin and P-Glycoprotein siRNA to overcome drug resistance in a cancer cell line[J].

ACS Nano, 2010, 4(8): 4539-4550.

[98] Chiang H M, Fang S H, Wen K C, et al. Life-threatening interaction between the root extract of Pueraria lobata and methotrexate in rats[J]. Toxicology and Applied Pharmacology, 2005, 209 (3): 263-268.

[99] Moisa A, Fritz P, Benz D, et al. Iatrogenically-related, fatal methotrexate intoxication: a series of four cases[J]. Forensic Science International, 2006, 156(2/3): 154-157.

[100] Thomas T P, Huang B H, Choi S K, et al. Polyvalent dendrimer-methotrexate as a folate receptor-targeted cancer therapeutic[J]. Molecular Pharmaceutics, 2012, 9(9): 2669-2676.

[101] Chen Y H, Tsai C Y, Huang P Y, et al. Methotrexate conjugated to gold nanoparticles inhibits tumor growth in a syngeneic lung tumor model[J]. Molecular Pharmaceutics, 2007, 4(5): 713-722.

[102] Vollrath A, Schubert S, Schubert U S. Fluorescence imaging of cancer tissue based on metal-free polymeric nanoparticles-a review[J]. Journal of Materials Chemistry B, 2013, 1(15): 1994-2007.

[103] Gao K P, Jiang X G. Influence of particle size on transport of methotrexate across blood brain barrier by polysorbate 80-coated polybutylcyanoacrylate nanoparticles[J]. International Journal of Pharmaceutics, 2006, 310(1-2): 213-219.

[104] Yang X D, Zhang Q Q, Wang Y S, et al. Self-aggregated nanoparticles from methoxy poly(ethylene glycol)-modified chitosan: Synthesis; characterization; aggregation and methotrexate release in vitro[J]. Colloids and Surfaces B-Biointerfaces, 2008, 61(2):125-131.

[105] Chen F H, Zhao T N, Chen Q T, et al. Synthesis and release behavior of methotrexate from Fe_3O_4/PLA-PEG core/shell nanoparticles with high saturation magnetization[J]. Materials Letters, 2013, 108:179-182.

[106] Wang W J, Fang C J, Wang X Z, et al. Modifying mesoporous silica nanoparticles to avoid the metabolic deactivation of 6-mercaptopurine and methotrexate in combinatorial chemotherapy[J]. Nanoscale, 2013, 5(14): 6249-6253.

[107] Pentak D. Evaluation of the physicochemical properties of liposomes as potential carriers of anticancer drugs: spectroscopic study[J]. Journal of Nanoparticle Research, 2016, 18(5).

[108] Lu W, Wan J, She Z J, et al. Brain delivery property and accelerated blood clearance of cationic albumin conjugated pegylated nanoparticle[J]. Journal of Controlled Release, 2007, 118(1): 38-53.

[109] Narayani R, Rao K P. Biodegradable microspheres using two different gelatin drug conjugates for the controlled delivery of methotrexate[J]. International Journal of Pharmaceutics, 1996, 128(1-2):261-268.

[110] Marchal S, El Hor A, Millard M, et al. Anticancer drug delivery: an update on clinically applied nanotherapeutics[J]. Drugs, 2015, 75(14): 1601-1611.

[111] Kuznetsova N R, Sevrin C, Lespineux D, et al. Hemocompatibility of liposomes loaded with lipophilic prodrugs of methotrexate and melphalan in the lipid bilayer[J]. Journal of Controlled Release, 2012, 160(2): 394-400.

[112] Zhu L, Huo Z L, Wang L L, et al. Targeted delivery of methotrexate to skeletal muscular tissue by thermosensitive magnetoliposomes[J]. International Journal of Pharmaceutics, 2009, 370 (1/2):136-143.

[113] Kukowska-Latallo J F, Candido K A, Cao Z Y, et al. Nanoparticle targeting of anticancer drug improves therapeutic response in animal model of human epithelial cancer[J]. Cancer Research, 2005, 65(12): 5317-5324.

[114] Mishra P R, Jain N K. Biotinylated methotrexate loaded erythrocytes for enhanced liver uptake. 'A study on the rat'[J]. International Journal of Pharmaceutics, 2002, 231(2): 145-153.

[115] Gurdag S, Khandare J, Stapels S, et al. Activity of dendrimer- methotrexate conjugates on methotrexate-sensitive and-resistant cell lines[J]. Bioconjugate Chemistry, 2006, 17(2):275-283.

[116] Kopecek J, Kopecková P, Minko T, et al. HPMA copolymer-anticancer drug conjugates: design, activity, and mechanism of action[J]. European Journal of Pharmaceutics and Biopharmaceutics, 2000, 50(1): 61-81.

[117] Kratz F, Warnecke A. Finding the optimal balance: challenges of improving conventional cancer chemotherapy using suitable combinations with nano-sized drug delivery systems[J]. Journal of Controlled Release, 2012, 164(2):221-235.

[118] Khandare J, Minko T. Polymer-drug conjugates: Progress in polymeric prodrugs[J]. Progress in Polymer Science, 2006, 31(4): 359-397.

[119] Kratz F. Albumin as a drug carrier: Design of prodrugs, drug conjugates and nanoparticles[J]. Journal of Controlled Release, 2008, 132(3): 171-183.

[120] Kosasih A, Bowman B J, Wigent R J, et al. Characterization and in vitro release of methotrexate from gelatin/methotrexate conjugates formed using different preparation variables[J]. International Journal of Pharmaceutics, 2000, 204(1/2):81-89.

[121] Calderón M, Graeser R, Kratz F, et al. Development of enzymatically cleavable prodrugs derived from dendritic polyglycerol[J]. Bioorganic & Medicinal Chemistry Letters, 2009, 19(14): 3725-3728.

[122] Boratynski J, Opolski A, Wietrzyk J, et al. Cytotoxic and antitumor effect of fibrinogen-methotrexate conjugate[J]. Cancer Letters, 2000, 148(2): 189-195.

[123] Wu Z Q, Shah A, Patel N, Yuan X D. Development of methotrexate proline prodrug to overcome resistance by MDA-MB-231 cells[J]. Bioorganic & Medicinal Chemistry Letters, 2010, 20(17): 5108-5112.

2 壳聚糖纳米粒子制备和聚乙二醇修饰

2.1 引言

壳聚糖(chitosan,CS)载药纳米粒子的制备是纳米靶向抗癌药物研究的热点[1-7],其制备方法主要有共价交联法、自组装法、乳化挥发法和物理离子交联凝胶法等。其中,交联法、自组装法和乳化挥发法过程相对复杂,制备条件较苛刻,不易控制,制备过程中所使用的有机溶剂与表面活性剂等难以被彻底去除,致使纳米粒子具有一定的细胞毒性,因此这些方法在实际的制备过程中受到一定的限制。物理粒子交联法是制备壳聚糖纳米载体最常用的方法,主要通过正负电荷间作用产生物理交联形成纳米粒子。由于壳聚糖分子中的—NH_2在酸性溶液中质子化成—NH_3^+而带正电荷,由三聚磷酸钠分子中带负电荷的—PO_4^{3-}与—NH_3^+之间发生物理交联而形成纳米粒子。制备过程中,通常通过调节壳聚糖与三聚磷酸钠的浓度和体积比控制纳米粒子的粒径。

Bodmeier等[8]在1989年首次报道了物理离子交联法制备的壳聚糖纳米粒子应用于口服药物载体。Calvo等[9]于1997年首次利用该法制备载蛋白质的壳聚糖纳米粒子,取得了较好的实验结果。但仅靠正负离子间的作用力,力学性能不够,这样会限制其应用[10],可进一步对离子诱导法进行改进,采用戊二醛对物理结合的纳米粒子进行化学交联固定,以获得性质稳定、粒径均匀可控的壳聚糖纳米粒子(chitosan nanoparticles,CS-NPs),该方法条件可控、操作相对简单,有机溶剂与表面活性剂易于获得。

据文献报道[11-14],将聚乙二醇(PEG)引入CS中以增加CS的水溶性可提高生物相容性和增加细胞活力[15-20],并延长药物在体内的停留时间。根据材料分子设计原理,采用分子量为2000Da的甲氧基聚乙二醇-琥珀酰(mPEG-SPA),其分子中的—COOH与CS的—NH_2进行反应,得到mPEG-CS-NPs。尽管脱乙酰度对CS的性质影响很大,但为了使CS上有足够多的氨基以增加其水溶性和载药能力,通常选用的脱乙酰度在95%以上,分子量为7万。三聚磷酸钠(sodium tripolyphosphate,STPP)具有高价阴离子,带有负电荷,在酸性条件下,水溶液中CS表面氨基质子化后带有正电荷,与STPP在静电作用下交联凝聚成纳米粒子。为了制得性质稳定的纳米级粒子,通过正交实验,考察CS和STPP质量比、搅拌速度和加药速度、反应体系的pH、反应温度等多种因素对壳聚糖纳米粒子平均粒径和电位的影响,以优化制备条件,并用电镜对戊二醛(glutaraldehyde,GA)固定后的粒子形貌进行表征。

2.2 壳聚糖纳米粒子合成原材料、仪器设备及分析表征方法

2.2.1 纳米粒子合成所需原材料及试剂

合成壳聚糖纳米粒子及纳米药物所涉及的主要试剂如表 2-1 所示。

表 2-1 主要原材料和试剂汇总表

名称	级别	生产厂家
壳聚糖	分子量 7 万和 15 万(DD＞95％)	浙江澳兴生物科技有限公司
甲氧基聚乙二醇-琥珀酰亚胺丙酸酯	分子量 2000，分析纯	嘉兴博美生物技术有限公司
甲氨蝶呤	分析纯	美国 BBI 公司
叶酸	分析纯	美国 BBI 公司
培美曲塞二钠	分析纯	萨恩化学技术有限公司
氘代二甲亚砜	99.9％，NMR	阿拉丁公司(中国)
重水	99.9％，NMR	阿拉丁公司(中国)
氘代氯仿	99.9％，NMR	阿拉丁公司(中国)
三聚磷酸钠	分析纯	阿拉丁公司(中国)
硼氢化钠	分析纯	阿拉丁公司(中国)
氢氧化钠	分析纯	阿拉丁公司(中国)
乙酸	分析纯	阿拉丁公司(中国)
戊二醛	生化试剂	阿拉丁公司(中国)
异硫氰酸酯荧光素	生化试剂	美国 BBI 公司
异硫氰酸罗丹明 B	生化试剂	美国 BBI 公司
乙基[3-(二甲氨基)丙基]碳二亚胺盐酸盐	试剂级	美国 BBI 公司
磷酸二氢钠	分析纯	国药集团化学试剂有限公司

2.2.2 纳米粒子的分析表征仪器及分析表征方法

纳米粒子主要分析表征仪器如表 2-2 所示。

表 2-2 主要仪器

名称	型号	生产厂家
紫外可见分光光度计	UV-2550	日本 SHIMADZU 公司
Zeta 电位-激光粒度仪	Nano-ZS/ZEN-3600	英国马尔文仪器有限公司

名称	型号	生产厂家
傅里叶红外光谱仪	Avatar 360	美国尼高力仪器技术公司
核磁共振波谱仪	AvanceⅢ 500MHz	瑞士 Bruker 公司
凝胶色谱仪		美国 Waters 公司
透射电镜	JEM-2100	日本电子株式会社
扫描电镜	SU-70	日本日立公司
全功能冷冻干燥机	Triad 2.5L	美国 LABCONCO 公司
活体荧光成像系统	Maestro EX	美国 CRi Maestro 公司
激光共聚焦显微镜	TCS SP5	德国 Leica 公司
流式细胞仪	Coulter EPICS	美国 Beckman 公司
小动物 PET/CT 活体影像系统	Inveon PET/CT	西门子(Siemens)公司
电子分析天平	BS-124S	赛多利斯科学仪器(北京)有限公司
低温冰箱	4 ℃、−20 ℃、−80 ℃	海尔公司
振荡恒温摇床	SKY-210ZC	上海苏坤实业有限公司(SUKUN)
移液器	20 ul、200 ul、1 mL	德国 Eppendorf 公司
精密 pH 计	31OP-01N	美国 Thermo 公司
电热恒温鼓风干燥箱	DGG-9140A	上海森信实验仪器有限公司
超声波清洗器	KQ-300DE	昆山市超声仪器有限公司
超纯水系统	Milli-QBiocel	美国 Millipore 公司
高速低温离心机	J-25	美国 Beckman 公司

核磁共振(nuclear magnetic resonance，NMR)波谱法:在现代药物的研发过程中,光谱法最常用于药物化学组成结构表征,光谱分析法包括紫外分光光谱法、红外分光光谱法和核磁共振波谱法。

NMR 波谱法是通过检测化合物分子的原子核在周围化学环境作用下的跃迁规律来获得反映核相关性质的参数,当自旋量子数为 I 的原子核处于外加磁场中时,可引起原来的能级分裂为 $2I+1$ 个不同的能级。核磁共振波谱法基本原理是当电磁波的能量恰好等于相邻能级的能量差时,原子核就能吸收电磁波的能量,核外轨道上的电子从较低能级跃迁到较高能级,该跃迁称为核磁共振(NMR)[21-23]。核磁共振波谱分为: ^{1}H(氢谱)、^{13}C(碳谱)和 ^{31}P(磷谱)等,核磁共振波谱法的研究主要集中在氢谱原子核的波谱,供研究的核磁样品可为液体或固体。

NMR 波谱法已从最初测定原子核的磁矩等物理方面的应用扩展到化学、医学、材料学方面的应用[24-26],著名生产厂商为德国的 BRUKER 公司、美国的 Varian 公司和日本的JEOL 公司。本章使用核磁共振波谱仪对载药纳米体系进行结构分析,其型号为 Avance

Ⅲ 500MHz,厂家为瑞士 BRUKER 公司。

凝胶色谱法(gel permeation chromatography,GPC):凝胶色谱法又称体积排除色谱或尺寸排除色谱法(size exclusion chromatography,SEC)。作为液相色谱的一个分支,该方法可以同时测定高聚物分子量及其分布的情况,是高聚物表征的重要方法之一。工作原理为:固定相由具有大小不同的孔洞和通道的微球构成,当聚合物试样随着流动相进入色谱柱后,由于浓度差的存在,溶质分子向填料内部孔洞渗透,经过多次渗透扩散平衡,最大的聚合物最先从载体的粒间流出,接着流出的是尺寸较小的聚合物,从而达到依高分子体积进行分离的目的。我们采用美国 Waters 公司的凝胶色谱仪对所合成的纳米粒子分子量进行测定。

其他常规的纳米粒子结构表征方法:纳米体系的 Zeta 电位和粒径采用激光散射粒度分析法(DLS)分析,设备型号为 Nano-ZS/ZEN-3600,厂家为英国马尔文公司;纳米体系的表面形貌和内部结构分别采用扫描电镜(SEM,SU-70,日本日立公司)和透射电镜(TEM,JEM-2100,日本电子株式会社)分析测试;聚合物及载药纳米体系的化学结构使用傅里叶红外光谱法(FTIR)进行表征,设备型号为 Avatar 360,厂家为美国尼高力仪器技术公司。通常通过紫外可见分光光度计对载药量和体外药物释放量进行测定,设备型号为 UV-2550,厂家为日本 Shimadzu 公司。

2.2.3　纳米粒子的制备过程

图 2-1 所示为未载药纳米粒光学照片(瓶装)。图 2-1(a)、(b)为未修饰载体纳米粒子,图 2-1(c)为 PEG 修饰纳米粒子。图 2-2 所示为载药纳米子离心前后光学照片。在高速离心后(15 000 r/min),倒掉上清液,用溶液冲洗稀释,再进行高速离心,可以制得载药纳米材料。

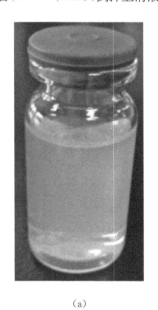
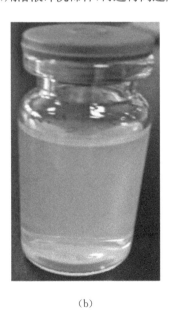
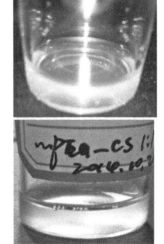

(a)　　　　　　　　　(b)　　　　　　　　　(c)

图 2-1　未载药纳米粒子溶液

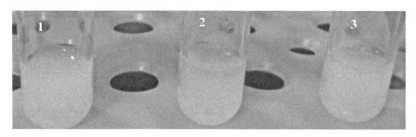

（a）离心前

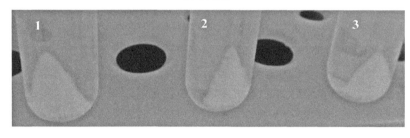

（b）离心后

图 2-2 载药纳米粒子溶液离心前后照片

离心过滤：图 2-3 所示为甲氨蝶呤纳米粒子制备过程，其中图 2-3（c）为经 0.22 μm 滤膜过滤后的终成品，样品清澈透明，无沉淀。

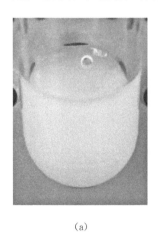 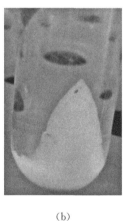 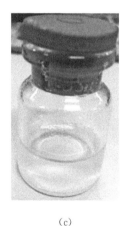 

（a）   （b）   （c）

图 2-3 甲氨蝶呤纳米粒制备过程

冷冻干燥：图 2-4 所示为三种处理方式下纳米粒子的冻干样品对照图，图 2-4（b）和图 2-4（c）中纳米粒子为蓬松的絮状物。图 2-5 为实验中纳米粒子的不同离心条件和冻干设备照片。

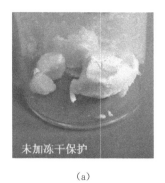
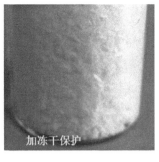
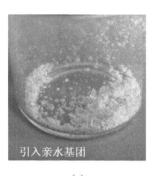

|(a)|(b)|(c)|

图 2-4 不同纳米粒子的冻干照片

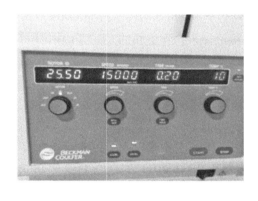
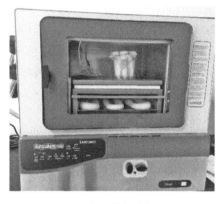

(a) 离心条件　　　　　　　　　(b) 冻干设备照片

图 2-5 离心条件和冻干设备照片

2.3 壳聚糖纳米粒子制备与聚乙二醇修饰

2.3.1 壳聚糖溶液配制

壳聚糖(CS)溶液制备的主要步骤如下:

① CS 溶液的配制:称取 1.25 g 分子量为 7 万的 CS 250 mL 倒入锥形瓶中,加入 100 mL 0.2 M 乙酸(acetic acid,AC),室温磁力搅拌至充分溶解后,定容到 250 mL,制备 得到 5 mg/mL CS 溶液,用 0.45 μm 一次性滤膜过滤后备用。

② STPP 溶液的配制:称取 0.2 g STPP 溶解在 100 mL 的纯水中,得到 2 mg/mL 的 STPP 溶液,用 0.22 μm 一次性滤膜过滤后备用。

③ 磷酸缓冲液(phosphate buffer solution,PBS)的配制:将 35.61 g 磷酸氢二钠 ($Na_2HPO_4 \cdot 2H_2O$)溶于 500 mL 纯水中,磁力搅拌至完全溶解后定容至 1 L,配得 0.2 M $Na_2HPO_4 \cdot 2H_2O$ 溶液;将 156.03 g 磷酸二氢钠($NaH_2PO_4 \cdot 2H_2O$)溶于 500 mL 纯水中,磁力搅拌至完全溶解后定容至 1 L,配得 0.2 M 的 $NaH_2PO_4 \cdot 2H_2O$ 溶液。将二

者按照一定的比例混合,可分别制得 pH 为 6.4、7.4、8.4 的 PBS 缓冲液。

④ 5％ GA(戊二醛)溶液的配制:取 1 mL 25％的 GA 加纯水 4 mL,得到 5％的 GA 溶液,即配即用。

⑤ HAc-NaAc 缓冲液的配制:将 27.22 g NaAc·3H₂O 溶解在纯水中,定容到 1 L,得到 0.2 M NaAc 溶液;取 12 mL 的 HAc,溶解在水中,然后定容到 1 L,得到 0.2 M HAc 溶液。将二者按照一定的比例混合,可分别制得 pH 为 5.5、5.0、4.5、4.0、3.5 的缓冲液。

2.3.2 壳聚糖纳米粒子的制备

取配制好的 CS 醋酸溶液适量,用 1 mol/L 的 NaOH 溶液将 pH 调到实验所需的值(约 4～6)。在剧烈搅拌和不同反应体系温度下,按 CS 与 STPP 的不同质量比,缓慢将不同质量比的 STPP 滴入 CS 醋酸溶液中,得到物理交联的 CS-NPs。按照 GA 与 CS 分子中—NH₂ 的量比值,将不同比值的 5％ GA 水溶液加入物理交联的 CS-NPs 中,搅拌均匀后,于 37℃的振荡恒温摇床中反应 10 h,反应结束后,依次通过 2、3、4 号玻沙漏斗过滤,去除絮状沉淀后,在 15 000 r/min 条件下高速离心 20 min,离心管下层黄色沉淀物为所制得纳米粒子,除去滤液,加入适量纯水,用细胞破碎仪将纳米粒子重新分散均匀,加入过量的硼氢化钠(NaBH₄),室温下反应 12 h,得到稳定的 CS-NPs,再次离心分离,去掉滤液,向沉淀中加入 1 mol/L 的盐酸(HCl)溶液,用细胞破碎仪超声分散,除去附着在粒子上的 NaBH₄,将该纳米悬液置于透析袋中,在纯水中透析至接近中性,以去除 HCl 和 STPP,最后将纳米粒子冷冻干燥,放在 −10℃环境下备用。

2.3.3 壳聚糖纳米粒子的聚乙二醇修饰

取上述的 CS-NPs 用纯水配成 5 mg/mL,按 CS-NPs 与 mPEG-SPA 1∶1 的质量比,加入 mPEG-SPA,在磁力搅拌下,于室温下反应 2 h,反应结束后,用截留分子量为 14 kDa 的透析袋进行透析,去除未反应的 mPEG-SPA,制得 PEG 化 CS-NPs,即 mPEG-CS-NPs。

图 2-6 和图 2-7 分别为壳聚糖纳米粒子制备过程和 mPEG-CS-NPs 制备过程的反应示意图。

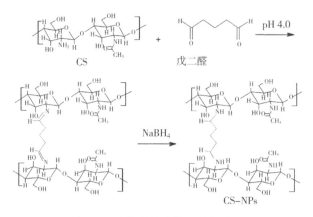

图 2-6 壳聚糖纳米粒子制备过程

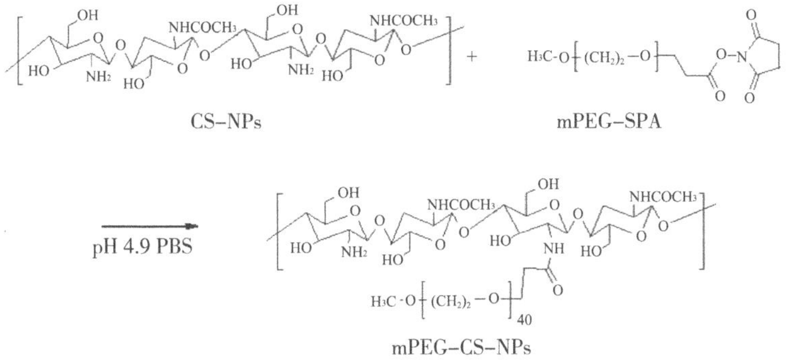

图 2-7　mPEG-CS-NPs 制备过程

2.4　聚乙二醇修饰后壳聚糖纳米粒子分析表征

2.4.1　壳聚糖纳米粒子的影响因素

Zheng 等[27]实验结果及厦门大学课题组[28]的前期研究结果表明：CS、STPP 的浓度、体积对纳米粒子的形成有重要的影响，一般在 CS：STPP＝3：1～6：3 时才得到稳定坚固的纳米粒子，而且搅拌速度、加药速度、反应体系的 pH、反应温度等因素对壳聚糖纳米粒子平均粒径和电位有显著的影响。

为了进一步深入探索各影响因素的主次关系，我们选择 CS 和 STPP 的质量比、pH、反应温度和 STPP 的滴加速度等作为考察因素，根据正交设计原理，设计正交试验方案，实验选择 4 因素 3 水平，如表 2-3 所示。

表 2-3　壳聚糖纳米粒子制备的影响因子水平表

水平	A $M_{CS}:M_{STPP}$	B pH	C STPP 滴速/$(mL \cdot min^{-1})$	D 反应温度/℃
1	$A_1=3.5$	$B_1=4.0$	$C_1=0.5$	$D_1=10$
2	$A_2=5.0$	$B_2=4.5$	$C_2=1.0$	$D_2=25$
3	$A_3=6.5$	$B_3=5.0$	$C_3=1.5$	$D_3=40$

按照 4 因子 3 水平选择正交试验表 $L_9(3^4)$[6]，如表 2-4 所示。

表 2-4　正交实验表 $L_9(3^4)$

试验号	A $M_{CS}:M_{STPP}$	B pH	C STPP 滴速/$(mL \cdot min^{-1})$	D 反应温度/℃
1	A_1	B_1	C_1	D_1
2	A_1	B_2	C_2	D_2

试验号	A $M_{CS}:M_{STPP}$	B pH	C STPP滴速/(mL·min^{-1})	D 反应温度/℃
3	A_1	B_3	C_3	D_3
4	A_2	B_1	C_2	D_3
5	A_2	B_2	C_3	D_1
6	A_2	B_3	C_1	D_2
7	A_3	B_1	C_3	D_2
8	A_3	B_2	C_1	D_3
9	A_3	B_3	C_2	D_1

粒径分布和 Zeta 电位的测定：取不同条件下制备的纳米粒混悬液适量，加去离子水稀释到合适的浓度后进行平均粒径和 Zeta 电位测定。

纳米粒子表面形态研究：将 CS-NPs 混悬液滴到 200～400 目电镜制样铜网（φ3 mm）上，干燥后，使用 JEM-2100 透射电镜（TEM）对其形态进行观察并拍摄照片。将 CS-NPs 混悬液滴到硅片上，干燥后喷金 45 s，用日立 SU-70 型扫描电镜（SEM）对其表面形态进行观察并拍摄照片。

纳米粒子红外光谱分析：取冻干后的 CS-NPs 约 5 mg，加入 100 mg 色谱级的溴化钾（KBr），混均匀后进行溴化钾压片，用美国尼高力 Avatar 360 型傅里叶红外光谱仪进行结构分析。

核磁共振波谱分析：将冻干后的样品用混合氘代试剂 2% 氘代盐酸（DCl/D$_2$O，V/V）溶解后，用瑞士 Bruker Avance Ⅲ 500 MHz ^{1}H 核磁共振波谱仪分析。

2.4.2　壳聚糖纳米粒径分布与 Zeta 电位

试验号 1～9 的粒径分布情况见表 2-5，Zeta 电位见表 2-6。图 2-8 所示为 CS-NPs 的粒径分布图，图 2-9 为 CS-NPs 的 Zeta 电位图。从表 2-5 和表 2-6 中可以看出，在影响平均粒径和 Zeta 电位的四个主要因素（CS/STPP 质量比、pH、反应温度、STPP 的滴加速度）中，pH 的影响最为显著。主要原因是 CS 的氨基在酸性条件下容易接受质子而带正电，较低的 pH 意味着较多的氨基被质子化，质子化氨基产生的静电排斥力有利于形成小尺寸的纳米粒子。实际应用中需要纳米粒子的粒径尽量小，粒径太大可能会影响实体瘤的高通透性和滞留效应（enhanced permeability and retention，EPR）[29-30]和主动靶向效应[31-39]。Zeta 电位大小反映了纳米体系的稳定性，当 Zeta 电位的绝对值大于 30 mV 时，纳米系统较为稳定。可通过系统实验筛选出有利于形成较小粒径、较高电位的制备条件。

表 2-6 中 K_1 对应的四个值分别为因素 A、B、C、D 的第一个水平对应的粒径之和，即 $M_{CS}:M_{STPP}$（因素 A）为 3.5，pH（因素 B）为 4.0，STPP 滴速（因素 C）为 0.5 mL/min，反应温度（因素 D）为 10℃ 时对应的粒径之和。

表 2-5　纳米粒子的平均粒径、PDI 和 Zeta 电位

试验号	粒径/nm	PDI	Zeta 电位/mV
1	245.6 ± 0.9	0.430 ± 0.006	48.3 ± 0.5
2	288.2 ± 1.2	0.361 ± 0.009	44.6 ± 0.8
3	262.5 ± 0.5	0.303 ± 0.003	41.2 ± 1.1
4	175.7 ± 1.5	0.189 ± 0.003	49.7 ± 0.7
5	158.1 ± 0.9	0.252 ± 0.007	47.6 ± 0.5
6	198.2 ± 2.3	0.221 ± 0.009	44.3 ± 0.9
7	212 ± 0.5	0.231 ± 0.002	49.4 ± 0.8
8	234.4 ± 1.6	0.178 ± 0.004	47 ± 1.2
9	202.1 ± 1.0	0.240 ± 0.005	43.2 ± 0.3

表 2-6　纳米粒制备的正交实验设计与实验结果

	试验号	A $M_{CS}:M_{STPP}$	B pH	C STPP 滴速 $/(\mathrm{mL}\cdot\mathrm{min}^{-1})$	D 反应温度/℃	粒径 /nm	Zeta 电位 /mV
	1	3.5	4.0	0.5	10	245.6	48.3
	2	3.5	4.5	1	25	288.2	44.6
	3	3.5	5.0	1.5	40	262.5	41.2
	4	5.0	4.0	1	40	175.7	49.7
	5	5.0	4.5	1.5	10	158.1	47.6
	6	5.0	5.0	0.5	25	198.2	44.3
	7	6.5	4.0	1.5	25	212.0	49.4
	8	6.5	4.5	0.5	40	234.4	47.0
	9	6.5	5.0	1	10	202.1	43.2
粒径大小	K_1	796.3	633.3	678.2	605.8		
	K_2	532	680.7	666.0	698.4		
	K_3	648.5	662.8	632.6	672.6		
	k_1	265.4	211.1	226.1	201.9		
	k_2	177.3	266.9	222.0	232.8		
	k_3	216.2	220.9	210.8	224.2		
	R	88.1	55.8	15.3	30.9		
	最优	A_2	B_1	C_3	D_1		

试验号		A $M_{CS} : M_{STPP}$	B pH	C STPP 滴速 /(mL·min^{-1})	D 反应温度/℃	粒径 /nm	Zeta 电位 /mV
电位大小	K_1	134.1	147.4	139.6	139.1		
	K_2	141.6	139.2	137.5	138.3		
	K_3	139.6	128.7	138.2	137.9		
	k_1	44.7	49.1	46.5	46.4		
	k_2	47.2	46.4	45.8	46.1		
	k_3	46.5	42.9	46.1	46.0		
	R	2.5	6.2	0.7	0.4		
	最优	A_2	B_1	C_1	D_1		

注:k_1、k_2、k_3 分别为对应列中的 K_1、K_2、K_3 除以 3 得到的平均值。R 为极差,是 k_1、k_2、k_3 中最大数减去最小数之差。

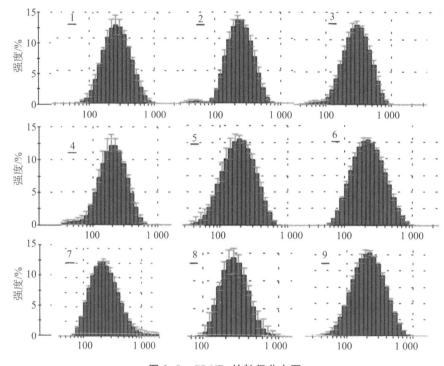

图 2-8　CS-NPs 的粒径分布图

如 K_1 的第一个值为:

$$K_1 = 245.6 + 288.2 + 262.5 = 796.3 \tag{2-1}$$

以此类推,K_2 对应的四个值分别为四个因素的第二个水平对应的粒径之和,K_3 对应的四个值分别为四个因素的第三个水平对应的粒径之和。

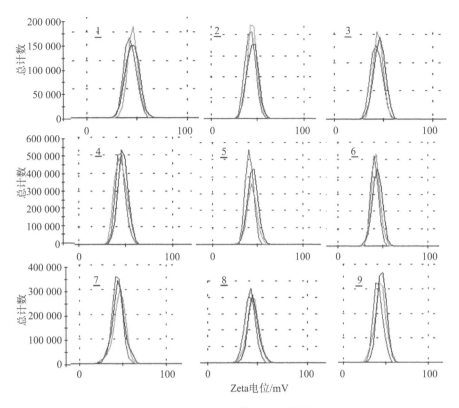

图 2-9 CS-NPs 的 Zeta 电位图

可根据极差 R 值的大小,来判断各因素对试验结果影响的大小。判断原则:极差愈大,所对应的因子对试验结果的影响愈大。从表 2-6 中可以看出,对平均粒径来说,四个因子的主次关系依次是:CS 与 STPP 的质量比、pH、反应温度、STPP 的滴加速度。对 Zeta 电位而言,四个因子的主次关系依次是:pH、CS 与 STPP 的质量比、STPP 的滴加速度、反应温度。粒径试验的最优方案为:$A_2B_1C_3D_1$,Zeta 电位试验的最优方案为:$B_1A_2C_1D_1$,与正交表试验 4 接近。在一定的 CS 与 STPP 质量比下,pH 对粒径和电位起决定性的作用。在搅拌速度足够大的情况下,STPP 的滴加速度对试验影响不明显。反应体系的温度对粒径和电位影响不大,但对纳米粒子的多分散指数(polydispersity index,PDI)影响很大,温度高时,分子运动快,系统很快形成粒子,此时粒径较大,PDI 较小,粒径分布较集中;温度低时则形成小粒径,PDI 较大,粒径分布相对较宽。

通过正交试验,将 CS-NPs 制备条件确定为 $A_2B_1C_3D_1$,即 $M_{CS}:M_{STPP}=5:1$,pH 为 4.0,STPP 滴速为 1 mL/min,反应温度为 10℃。图 2-10 所示为 mPEG-CS-NPs 的粒径[图 2-10(a)]和 Zeta 电位[图 2-10(b)],表 2-7 所示为优化条件后制备的 CS-NPs 和 mPEG-CS-NPs 的各项指标。mPEG-CS-NPs 粒径只比 CS-NPs 增加了大 5 nm 左右,PEG 化后可能会使纳米粒子大小有一定的调整,但并不是简单的 CS-NPs 粒径与 PEG 分子大小的加和,CS-NPs 在水溶液中呈现舒展的状态,PEG 分子可能会进入 CS-NPs 空隙中。

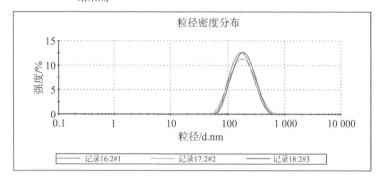

（a）粒径

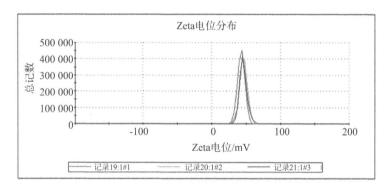

（b）Zeta 电位

图 2-10　mPEG-CS-NPs 的粒径（a）和 Zeta 电位（b）

表 2-7　纳米粒的平均粒径、PDI 和 Zeta 电位

样品名	平均粒径/nm	PDI	Zeta 电位/mV
CS-NPs	160.2±0.5	0.178±0.006	49.3±0.6
mPEG-CS-NPs	165.7±0.7	0.186±0.005	45.6±0.4

　　纳米粒子的 PEG 化对 Zeta 电位影响较大。Zeta 电位降低了约 10％，可能是因为 PEG 分子链上没有电离的基团，这也表明 PEG 成功地交联到了 CS 上，不过这还有待于进一步的结构表征加以验证。

　　戊二醛（GA）是一种常用的交联剂，广泛应用于 CS-NPs 的制备[40-43]，和 CS 上的氨基反应生成 Schiff 碱(反应机理见图 2-7)。该反应能在微酸性条件下快速进行,通过 GA 用量来控制交联度的高低。交联度为 GA 物质的量与 CS 上氨基物质的量的比值,我们考察了两种物质量比值为 0.2、0.4、0.6、0.8 时的交联度。CS 与 STPP 形成的物理交联的纳米粒子,为松散堆积的结合,不具备力学性能。GA 的加入能使粒子具有力学稳定性。使用动态光散射测定加入 GA 12 h 内的粒径实时变化,发现粒径只在 2 nm 内波动,说明 GA 用量和交联反应时间对 CS-NPs 粒径没明显影响,但显著地减低了粒子间的黏结,使纳米粒表面更规则,这可能是因为粒径大小在物理交联阶段已确定,化学交联应该是在物理交联的模板内进行的。GA 的交联反应消耗 CS 上的氨基,交联度太高,会使接下来 CS 的载药量和包封率降低,因为这部分也是通过 CS 上的氨基来实现的,综合这些因素,本实验将 GA 的交联度选定在 0.2。

2.4.3 聚乙二醇化壳聚糖纳米粒子表面形貌

图 2-11 所示为 mPEG-CS-NPs 的扫描电镜和透射电镜图,纳米粒子的形状为球形。少数纳米粒子聚集在一起,而大多数纳米粒子呈分散状态,说明 PEG 化能改变纳米粒子的性能,增加 CS-NPs 的水溶性,降低 CS 本身黏性,图中可见粒子呈球形,具有光滑的表面,与图 2-4 的冻干结果一致。

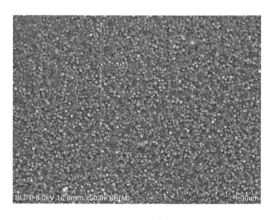
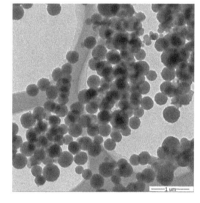

|(a) SEM 图|(b) TEM 图|

图 2-11　mPEG-CS-NPs 的电镜图

2.4.4 聚乙二醇化壳聚糖纳米粒子结构分析

傅里叶红外光谱法(FTIR):聚乙二醇修饰纳米粒子的红外光谱如图 2-12 所示,mPEG 的红外特征吸收峰在 2 886 cm^{-1} 和 1 739 cm^{-1} 处,mPEG-CS-NPs 具有 mPEG 的典型信号 2 886 cm^{-1},表明 mPEG 成功地交联到壳聚糖上。

核磁共振波谱(NMR):聚乙二醇修饰纳米粒子的化学结构通过 ^{1}H NMR 来确定。图 2-13 为纳米粒子的核磁谱图,A 为 CS-NPs,B 为 mPEG-SPA,C 为 mPEG-CS-NPs。壳聚糖葡萄糖环上的氢原子(H3-H6)吸收峰的化学位移为 $\delta 3.44 \sim 3.63$[44]。溶剂 D$_2$O

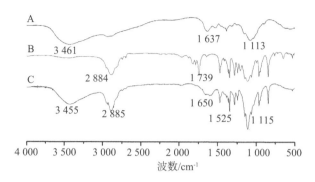

A—CS-NPs；B—mPEG；C—mPEG-CS-NPs

图 2-12　纳米粒子的红外图谱

吸收峰的 δ 为 $4.6 \sim 4.7$，图 2-13 中 C 出现一个新的峰，即 δ 3.6 ppm，为 mPEG(s，—CH—CH)吸收峰的化学位移[45]，mPEG 特征吸收峰的出现[44-46]，进一步说明 mPEG 成功地交联到了 CS 上，与红外结果一致。

由此可见，GA 的交联反应和载药都是通过 CS 上的氨基来实现的，为了得到高载药量和高包封率的纳米载体，GA 的交联度选定在 0.2。最终获得纳米粒制备的优化条件为 $M_{CS}：M_{STPP}=5：1$，pH 为 4.0，STPP 滴速为 1 mL/min，反应温度为 10℃。mPEG-CS-NPs 的制备采用优化后的实验条件，通过激光散射粒度分析仪测得粒径在 160 nm 左右，PDI 小于 0.2，粒径分布集中，Zeta 电位在 45 mV 左右，粒子为表面光滑的球形，而大多数呈单分散状态，增加了 CS-NPs 的水溶性，降低了 CS 本身黏性，满足纳米粒载药体系的要求。

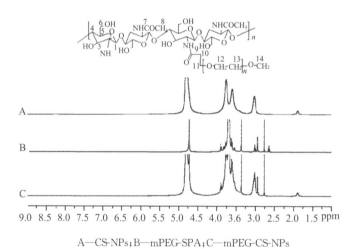

A—CS-NPs；B—mPEG-SPA；C—mPEG-CS-NPs

图 2-13　粒米粒子的核磁谱图

参考文献

［1］Chang Y C, Chen D H. Preparation and adsorption properties of monodisperse chitosan- bound

Fe₃O₄ magnetic nanoparticles for removal of Cu（Ⅱ）ions[J]. Journal of Colloid and Interface Science，2005，283(2)：446-451.

[2] Gan Q，Wang T. Chitosan nanoparticle as protein delivery carrier—systematic examination of fabrication conditions for efficient loading and release[J]. Colloids and Surfaces B：Biointerfaces，2007，59(1)：24-34.

[3] Bodnar M，Hartmann J F，Borbely J. Preparation and characterization of chitosan-based nanoparticles[J]. Biomacromolecules，2005，6(5):2521-2527.

[4] Nagpal K，Singh S K，Mishra D N. Chitosan nanoparticles：a promising system in novel drug delivery[J]. Chemical and Pharmaceutical Bulletin，2010，58(11):1423-1430.

[5] Boonsongrit Y，Mitrevej A，Mueller B W. Chitosan drug binding by ionic interaction[J]. European Journal of Pharmaceutics and Biopharmaceutics，2006，62(3)：267-274.

[6] Hamidi M，Azadi A，Rafiei P. Hydrogel nanoparticles in drug delivery[J]. Advanced drug delivery reviews，2008，60(15)：1638-1649.

[7] Wang J J，Zeng Z W，Xiao R Z，et al. Recent advances of chitosan nanoparticles as drug carriers [J]. Int J Nanomedicine，2011，6：765-774.

[8] Bodmeier R，Chen H，Paeratakul O. A novel approach to the oral delivery of micro-or nanoparticles[J]. Pharmaceutical research，1989，6(5):413-417.

[9] Calvo P，Remuna-Lopez C，Vila-Jato J，et al. Novel hydrophilic chitosan-polyethylene oxide nanoparticles as protein carriers[J]. Journal of Applied Polymer Science，1997，63(1):125-132.

[10] Agnihotri S A，Mallikarjuna N N，Aminabhavi T M. Recent advances on chitosan-based micro-and nanoparticles in drug delivery[J]. Journal of controlled release，2004，100(1)：5-28.

[11] Park J H，Saravanakumar G，Kim K，et al. Targeted delivery of low molecular drugs using chitosan and its derivatives[J]. Advanced drug delivery reviews，2010，62(1)：28-41.

[12] Mao S，Shuai X，Unger F，et al. Synthesis，characterization and cytotoxicity of poly（ethylene glycol)-graft-trimethyl chitosan block copolymers[J]. Biomaterials，2005，26(32):6343-6356.

[13] Ouchi T，Nishizawa H，Ohya Y. Aggregation phenomenon of PEG-grafted chitosan in aqueous solution[J]. Polymer，1998，39(21)：5171-5175.

[14] Kim D H，Richardson-Burns S M，Hendricks J L，et al. Effect of immobilized nerve growth factor on conductive polymers：electrical properties and cellular response[J]. Advanced Functional Materials，2007，17(1):79-86.

[15] Zahr A S，Davis C A，Pishko M V. Macrophage uptake of core-shell nanoparticles surface modified with poly(ethylene glycol)[J]. Langmuir，2006，22(19):8178-8185.

[16] Hillaireau H，Couvreur P. Nanocarriers' entry into the cell：relevance to drug delivery[J]. Cellular and molecular life sciences，2009，66(17)：2873-96.

[17] Li C，Wallace S. Polymer-drug conjugates：Recent development in clinical oncology[J]. Advanced Drug Delivery Reviews，2008，60(8)：886-898.

[18] He Y N，Zhang LH，Song C X. PEGylated liposomes modified with LHRH analogs for tumor targeting[J]. Journal of Controlled Release，2011，152(Supplement)：E29-E31.

[19] Zhang Y，Zhuo R X. Synthesis and drug release behavior of poly（trimethylene carbonate)- poly （ethylene glycol)-poly（trimethylene carbonate）nanoparticles[J]. Biomaterials，2005，26(14)：

2089-2094.

[20] Otsuka H，Nagasaki Y，Kataoka K. PEGylated nanoparticles for biological and pharmaceutical applications[J]. Advanced Drug Delivery Reviews，2003，55(3)：403-419.

[21] Ernst R R，Bodenhausen G，Wokaun A. Principles of nuclear magnetic resonance in one and two dimensions[M]. Oxford：Clarendon Press，1990.

[22] Callaghan P T. Principles of nuclear magnetic resonance microscopy[M]. Clarendon Press Oxford，1991.

[23] Wishart D S，Sykes B D，Richards F M. Relationship between nuclear magnetic resonance chemical shift and protein secondary structure[J]. Journal of molecular biology，1991，222(2)：311-333.

[24] Jackman L M，Sternhell S. Application of nuclear magnetic resonance spectroscopy in organic chemistry：International Series in Organic Chemistry ［M］. 2nd ed. Oxford：Pergamon Press，1969.

[25] Golman K，Olsson L，Axelsson O，et al. Molecular imaging using hyperpolarized 13C[J]. British Journal of Radiology，2014，76（suppl_2)：S118-27.

[26] Spera S，Bax A. Empirical correlation between protein backbone conformation and C. alpha. and C. beta. 13C nuclear magnetic resonance chemical shifts[J]. Journal of the American Chemical Society，1991，113(14)：5490-5492.

[27] Zheng A P，Wang J C，Lu W L，et al. Thymopentin-loaded pH-sensitive chitosan nanoparticles for oral administration：preparation，characterization，and pharmacodynamics[J]. Journal of nanoscience and nanotechnology，2006，6(9/10)：2936-2944.

[28] Chen J，Huang L Q，Lai H X，et al. Methotrexate-loaded PEGylated chitosan nanoparticles：synthesis，characterization，and in vitro and in vivo antitumoral activity[J]. Molecular pharmaceutics，2013，11(7)：2213-2223.

[29] Maeda H，Wu J，Sawa T，et al. Tumor vascular permeability and the EPR effect in macromolecular therapeutics：a review[J]. Journal of Controlled Release，2000，65(1/2)：271-284.

[30] Matsumura Y，Maeda H. A new concept for macromolecular therapeutics in cancer chemotherapy：mechanism of tumoritropic accumulation of proteins and the antitumor agent smancs[J]. Cancer research，1986，46，(12 Part 1)：6387-6392.

[31] Sharma M，Malik R，Verma A，et al. Folic acid conjugated guar gum nanoparticles for targeting methotrexate to colon cancer[J]. Journal of Biomedical Nanotechnology，2013，9 (1)：96-106.

[32] Goonewardena S N，Kratz J D，Zong H，et al. Design considerations for PAMAM dendrimer therapeutics[J]. Bioorganic & Medicinal Chemistry Letters，2013，23 (10)：2872-2875.

[33] Heidari-Majd M，Asgari D，Barar J，et al. Specific targeting of cancer cells by multifunctional mitoxantrone-conjugated magnetic nanoparticles ［J］. Journal of drug targeting，2013，21(4)：328-40.

[34] Majd M H，Asgari D，Barar J，et al. Specific targeting of cancer cells by multifunctional mitoxantrone-conjugated magnetic nanoparticles[J]. Journal of Drug Targeting，2013，21(4)：328-340.

[35] Silpe J E，Sumit M，Thomas T P，et al. Avidity modulation of folate-targeted multivalent dendrimers for evaluating biophysical models of cancer targeting nanoparticles[J]. ACS chemical biology，2013，8(9)：2063-71.

[36] Thomas T P，Huang B，Choi S K，et al. Polyvalent dendrimer-methotrexate as a folate receptor-

targeted cancer therapeutic[J]. Molecular Pharmaceutics，2012，9(9):2669-2676.

[37] Thomas T P，Goonewardena S N，Majoros I J，et al. Folate-targeted nanoparticles show efficacy in the treatment of inflammatory arthritis[J]. Arthritis and Rheumatism，2011，63(9)：2671-2680.

[38] Yang R，Kolb E A，Qin J，et al. The folate receptor alpha is frequently overexpressed in osteosarcoma samples and plays a role in the uptake of the physiologic substrate 5-methyltetrahydrofolate [J]. Clinical Cancer Research，2007，13(9):2557-2567.

[39] Kohler N，Sun C，Wang J，et al. Methotrexate-modified superparamagnetic nanoparticles and their intracellular uptake into human cancer cells[J]. Langmuir，2005，21(19):8858-8864.

[40] Jameela S，Jayakrishnan A. Glutaraldehyde cross-linked chitosan microspheres as a long acting biodegradable drug delivery vehicle: studies on the in vitro release of mitoxantrone and in vivo degradation of microspheres in rat muscle[J]. Biomaterials，1995，16(10):769-775.

[41] Ngah W W，Endud C，Mayanar R. Removal of copper (II) ions from aqueous solution onto chitosan and cross-linked chitosan beads[J]. Reactive and Functional Polymers，2002，50(2):181-190.

[42] Al-Helw A，Al-Angary A，Mahrous G，et al. Preparation and evaluation of sustained release cross-linked chitosan microspheres containing phenobarbitone[J]. Journal of microencapsulation，1998，15(3):373-382.

[43] Thanoo B C，Sunny M，Jayakrishnan A. Cross-linked chitosan microspheres: preparation and evaluation as a matrix for the controlled release of pharmaceuticals[J]. Journal of Pharmacy and Pharmacology，1992，44 (4):283-286.

[44] Fernandez-Megia E，Novoa-Carballal R，Quinoa E，et al. Optimal routine conditions for the determination of the degree of acetylation of chitosan by ^{1}H-NMR[J]. Carbohydrate Polymers，2005，61(2):155-161.

[45] Sagara K，Kim S W. A new synthesis of galactose-poly(ethylene glycol)-polyethylenimine for gene delivery to hepatocytes[J]. Journal of Controlled Release，2002，79(1-3):271-281.

[46] Li Y，Kwon G S. Micelle-like structures of poly(ethylene oxide)-block-poly(2- hydroxyetbylaspartamide)-methotrexate conjugates[J]. Colloids and Surfaces B:-Biointerfaces，1999，16(1-4):217-226.

3 壳聚糖靶向纳米系统及抗肿瘤作用

3.1 引言

甲氨蝶呤(MTX)是临床广泛应用的细胞毒肿瘤化疗药物,结构与叶酸(folic acid, FA)相似,FA 4 位上—OH 和 10 位上—NH 的氢在 MTX 中分别为—HN$_2$ 和—CH$_3$,通过抑制二氢叶酸还原酶,主要作用于 S 期(DNA 合成期),从而使肿瘤细胞 DNA 和 RNA 的合成中断,抑制肿瘤细胞的增殖,是细胞周期特异性药物,对乳腺癌、骨肉瘤、膀胱癌和急性白血病等都具有显著的疗效,为临床上基本的抗肿瘤药物之一,但因缺乏选择性,在杀灭肿瘤细胞的同时会对正常细胞造成严重的损害,引起骨髓抑制和胃肠道毒性,甚至危及患者生命。因此,研究开发新的药物载体,将药物定点输送到靶部位,以提高药效,降低毒副作用,对 MTX 的临床应用具有重要意义。

随着生物材料和纳米医学的发展,MTX 剂型研究取得突破性的进展[1-12]。目前已证实,叶酸受体(folate receptor,FR)高表达于多种肿瘤细胞[13-17],而在正常组织几乎不表达,这一表达特性使 FR 天然配体——FA 成为重要的药物靶向分子,得到深入的研究[18-21],鉴于 MTX 和 FA 结构近似,我们在上一章 mPEG-CS-NPs 制备的基础上,制备了载 MTX 的纳米缓释系统,并对 MTX 纳米缓释系统的靶向性进行探索性研究。

在乙基[3-(二甲氨基)丙基]碳二亚胺盐酸盐(EDC)的作用下,将 MTX 偶联到 CS 纳米粒子上,并系统地对甲氨蝶呤聚乙二醇化壳聚糖纳米系统(MTX-mPEG-CS-NPs)的粒径分布、Zeta 电位和形貌等性质和化学结构进行表征,考察其包封率和体外释放情况,并对该体系体内外抗肿瘤活性进行研究。

异硫氰酸酯荧光素(fluorescein isothiocyanate,FITC)和异硫氰酸罗丹明 B(rhodamine B isothiocyanate,RhBITC)是广泛使用的荧光标记分子[22-24],它们毒性小、生物相容性好,在弱碱性条件下,异硫氰基团能与壳聚糖伯氨基结合,其反应原理与标记蛋白质原理相同,通过荧光素中的高反应活性异硫氰根(—N=C=S)与壳聚糖中的—NH$_2$ 结合,具有荧光强度高,对光稳定,不易淬灭等特性,广泛应用于在生物染色、生物芯片和酶联免疫反应等[25-30]。

细胞计数试剂盒(CCK-8 试剂盒),是基于甲基偶氮唑盐[3-2(4,5-dimethylthiazol-2-y1)2,5-diphenyltetrazolium bromide,MTT]的测定细胞活性的试剂盒。基本作用原理:哺乳类动物活细胞线粒体呼吸链上的酶将 MTT 降解成紫蓝色的甲䐶结晶物,结晶量和活细胞数成正比[31-32]。通过比色测定光密度值(optical density,OD)推算出活细胞的数量,这种方法操作简单,结果准确、可靠,用于常规筛选抗癌药物。

3.2 细胞和动物实验及仪器分析

3.2.1 细胞实验用细胞株和试剂

细胞实验所使用到各种细胞株及专用耗材分别如表 3-1 和 3-2 所示。

表 3-1 细胞株及细胞培养专用试剂耗材

名称	类别、规格	来源
H22 细胞株	H8D8,鼠肝癌	中国科学院上海细胞库
Lewis 细胞株	鼠肺癌	中国科学院上海细胞库
Hela 细胞株	宫颈癌	中国科学院上海细胞库
A549 细胞株	人肺腺癌	中国科学院上海细胞库
MCF-7 细胞株	人乳腺腺癌	中国科学院上海细胞库
KB 细胞株	口腔表皮样癌	中国科学院上海细胞库
RPMI-1640 培养液		美国 Gibco 公司
DMEM 培养液		美国 Gibco 公司
胎牛血清		美国 Gibco 公司
100X 双抗		美国 Gibco 公司
胰酶		美国 Gibco 公司
细胞培养皿	6 cm、10 cm	美国 Thermo 公司
碘化丙啶	>95%(HPLC)	美国 BBI 公司
CCK-8 试剂盒	生化试剂	日本同仁化学研究所
4,6-二脒基-2-苯基吲哚二盐酸盐	生化试剂	美国 BBI 公司
二甲基亚砜	分析纯	美国 Sigma 公司
光吸收酶标仪	200 PRO NanoQuant	瑞士 Tecan 公司
全自动高压蒸汽灭菌器	HV-110 型	日本 HIYARAMA 公司
二氧化碳培养箱	3111	美国 Thermo 公司
生物安全柜	Formaclass 1287	美国 Thermo 公司
倒置显微镜	37XB	上海光学仪器厂

表 3-2 其他耗材

名称	规格	生产厂家
透射电镜铜网	200~400 目	中镜科仪
针头式过滤器	混合纤维素,0.22 μm,已灭菌	上海生物工程有限公司

名称	规格	生产厂家
一次性移液器吸头	白色、黄色、蓝色	KIRGEN 公司
透析袋	截留分子量为 3 kDa,14 kDa	上海生物工程有限公司
细胞破碎仪	Sonics	美国 Sonics 公司
细胞冻存管	1.5 mL	美国 Thermo 公司
硅片(SEM)	0.6 cm×0.6 cm	萨本栋纳米中心
核磁管		美国 Norell 公司
培养板	6、12、96 孔	美国 Thermo 公司

3.2.2 细胞培养试剂的配制

主要的细胞培养试剂及制备方法如表 3-3 所示。

表 3-3　细胞培养试剂的配制

试剂	制备方法
PBS 缓冲液	KCl 0.2 g、NaCl 8.0 g、KH_2PO_4 0.24 g、Na_2HPO_4 1.44 g、800 mL 去离子水,搅拌溶解,调 pH 至 7.4,定容,高压灭菌 20 min
0.25%胰酶消化	0.25 g 胰酶加入 100 mL PBS,4℃过夜,0.22 μm 滤膜过滤分装,−20℃保存
完全培养基	基培 RMPI-1640、DMEM、1%青霉素和链霉素储存液、10%FBS,4℃保存

图 3-1 为人癌组织切片苏木色精-伊红(HE)染色的显微照片,图(a)为早期人口腔表皮样癌组织切片,图(b)人宫颈癌组织切片,图(c)为人乳腺腺癌组织切片,图(d)为人肺腺

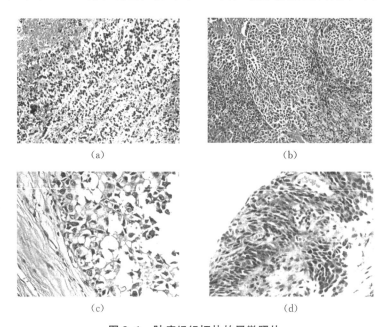

(a)　　　　　　　　　　　　(b)

(c)　　　　　　　　　　　　(d)

图 3-1　肿瘤组织切片的显微照片

癌组织切片。组织切片仅用于观察细胞核形貌、细胞膜、细胞质及它们的相对分布状况，故显微照片一般都不标注比例尺。肿瘤组织为厦门市肿瘤标本库中收集到的标本，经过液氮浸泡后快带冷冻切片，HE染色后进行显微成像分析。苏木精染液呈碱性，使胞质内的核糖体和细胞核内的染色质着紫蓝色；伊红是酸性染料，常用于对细胞核以外的部分染色，使细胞质以及细胞外基质中的成分着红色。图3-2为药物敏感性实验过程照片。

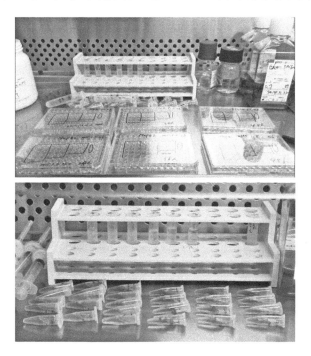

图3-2　药物敏感性实验过程照片

图3-3所示为用于建立肺癌模型的小鼠Lewis肺癌细胞（LLC细胞）培养皿，每两盘细胞接种3只C57BL小鼠，约每只接种1×10^7个细胞。

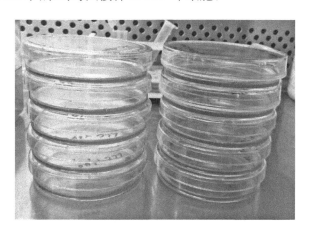

图3-3　LLC细胞在培养皿中培养

3.2.3　动物实验

主要的细胞培养动物载体如表 3-4 所示。

表 3-4　实验动物

名称	规格	来源
昆明小白鼠	鼠龄 4 周,18～20 g	厦门大学动物实验中心
C57BL 纯种黑鼠	鼠龄 4 周,18～20 g	厦门大学动物实验中心
裸鼠	鼠龄 4 周,18～20 g	上海实验动物研究中心

图 3-4 为裸鼠图片和荷瘤 45 d 的小鼠肺癌组织照片,从图中可以看出肿瘤呈圆形,说明皮下荷瘤模型较好。此外,肿瘤组织血管丰富,具有血管生成及生长的能力,易于获得血液供应,纳米粒子可以通过被动靶向分布到肿瘤中,产生抗肿瘤作用。

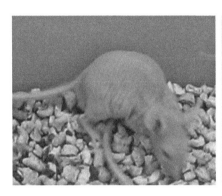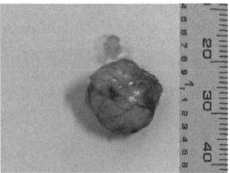

图 3-4　裸鼠图片和小鼠肺癌组织实物图

3.2.4　分析仪器及表征方法

活体成像分析: 正电子发射计算机断层成像仪(positron emission tomography,PET)利用放射性同位素示踪原理和正电子负荷探测技术,观测活体动物组织器官的功能改变、细胞代谢、分子结合与信息传递等生物学特征和生化代谢过程。计算机断层扫描(computed tomography,CT)是利用组织对 X 射线吸收率的差异,清晰显示活体动物组织结构和解剖学形态改变。

PET/CT 是将 PET 和 CT 两种分析方法有机地组合在一起,实现的复合影像成像系统。小动物活体 PET/CT 分子影像系统使得科研工作者可以从一个全新、深入的视野来观测生物体内的精细复杂的生理和代谢过程,在生物学、化学、心脏病学、遗传学、基因组学、免疫学、神经病学、核医学、肿瘤学、药理学、放射学等领域有着广泛应用[33-35]。通过小动物 PET/CT 活体影像系统,可对小鼠早期肿瘤的形貌、大小和分布情况进行扫描,我们所用设备的型号为 Inveon PET/CT,厂家为西门子(Siemens)公司。

流式细胞分析: 流式细胞仪(flow cytometry,FCM)是一种单细胞分选和定量分析仪器,该仪器综合利用免疫细胞及单克隆抗体化学技术、电子计算机科学和激光技术,可以对细胞、细胞器和生物大分子进行每秒上万个染色体的分析,并且细胞多参数分析还可以分选细胞,有准确性好、速度快、精度高的特点,是目前最先进的细胞定量分析技术[36-39]。流式细胞技术目前已广泛应用于细胞生物学、肿瘤学、遗传学、免疫学、血液学和病理学等各种领域。本章采用流式细胞技术,测定荧光标记后细胞所产生的平均荧光强度,分析肿瘤细胞凋亡情况,所用设备型号为 Coulter EPICS,厂家为美国 Beckman 公司。

激光共聚焦成像分析:激光共聚焦扫描显微技术(confocal laser scanning microscopy,CLSM)是一种高分辨率显微成像技术,是将电子摄像、激光和计算机图像处理等与传统光学显微镜结合起来的最先进的分子生物医学分析仪器,在细胞生物学和医学等领域的应用越来越广泛。利用离子荧光标记和免疫荧光标记探针,不仅可以观察固定的细胞和组织切片,还能对活细胞的分子、离子、结构和生命活动进行实时成像动态观察、检测,并在亚细胞水平上观察细胞生理信号和细胞形态的变化,如膜电位、Ca^{2+}、pH 等,是纳米材料学、药理学、神经科学、形态学、遗传学和分子细胞生物学等领域中重要的研究工具,极大地丰富了人们对细胞生命现象的认识[40-41]。我们使用激光共聚焦显微镜,对药物在细胞中的摄取和在肿瘤组织中的分布情况进行分析,其型号为 TCS SP5,厂家为德国 Leica 公司。

3.3 载药纳米系统的制备及体内外表达方法

3.3.1 载药纳米系统制备载药及标记

甲氨蝶呤纳米粒子制备 精密称取适量的 MTX 溶解在 pH 为 7.4 的 PBS(0.067 M)缓冲液中,得到 10 mg/mL 的 MTX 溶液,按照 MTX、CS-NPs 和 EDC 质量比为 1∶2∶5 的比例,室温反应 2 h,得到载 MTX 的纳米粒子(MTX-CS-NPs),将该纳米粒子高速(15 000 r/min)离心 20 min,取上清液,在 303 nm 处测定 MTX 的吸光度,计算 MTX 的包封率(Encapsulation Efficiency,EE)和载药量(loading content,LC)计算公式分别如式(3-1)和(3-2)所示。

$$LC(wt. \%) = \frac{纳米颗粒中药物质量}{纳米颗粒质量} \times 100 \tag{3-1}$$

$$EE(wt. \%) = \frac{纳米颗粒中药物质量}{给药质量} \times 100 \tag{3-2}$$

用同样的方法可制得 FA-CS-NPs、MTX-mPEG-CS-NPs 和 FA-mPEG-CS-NPs 等载药纳米粒子。

标准曲线的测定 精密称取适量的甲氨蝶呤(7.5 mg),溶解在 10 mL 的 0.067 M pH 为 7.4 的 PBS 中,得到甲氨蝶呤溶液,精密量取浓度分别为 3.75、7.5、11.25、15、18.75、22.5、26.25 μg/mL 的 MTX 溶液,以 0.067 M pH 为 7.4 的 PBS 为空白对照,在 303 nm 处测定 MTX 吸光度。将浓度值和吸收度制成标准曲线。同法,在 280 nm 处测定绘制 FA 标准曲线。

纳米粒子荧光标记　取 5 mg RhBITC 溶解到 1 mL 无水二甲基亚砜(dimethyl sulfoxide,DMSO)中,取 200 μL 的该溶液分别加入盛有 1 mL 浓度为 10 mg/mL 的载不同药物的 CS-NPs 溶液的棕色 PE 管中,在管中加入 1 mL pH 为 9.4 的 $Na_2CO_3/NaHCO_3$ 缓冲液(0.1 M),置于 4℃冰箱中避光反应 12 h 后,避光透析,去除未反应的 RhBITC,获得 RhBITC 标记的纳米粒子。

同法可获得 FITC 标记的纳米粒子。

3.3.2　细胞培养及细胞试验

1. 细胞培养

细胞复苏　从液氮罐或−80℃冰箱中取出 Hela 宫颈癌和 H22 肝癌细胞株,在 37℃恒温水浴锅中轻轻左右晃动约 1 min,促进冻存细胞悬液快速溶解,放入离心机以速度 1 000 r/min 离心 3 min,弃上清液,加入 1 mL 培养基,吹匀后移入 10 cm 培养皿,加 8 mL 培养基,次日观察细胞贴壁生长情况。

细胞培养　Hela 和 H22 细胞分别用含 10%胎牛血清胎、1%双抗的 DMEM 和 RMPI-1640 完全培养基,置于含 5% CO_2 的 37℃细胞培养箱中孵育,观察细胞生长状况,1～2 d 更换培养基,可见 2 种细胞均呈贴壁生长。

细胞传代　当细胞密度达到 90%后,去培养基并用无菌 PBS 缓冲液 2 mL 洗 3 次,用 1 mL 0.25%胰蛋白酶消化 1～3 min,将培养皿放于倒置显微镜下观察,当细胞质回缩,细胞变圆出现间隙时,加入 1 mL 完全培养基终止消化,反复吹打制成细胞悬液后移入 10 mL 无菌离心管,以 1 000 r/min 离心 3 min,移去上清液,加入 1 mL 新鲜完全培养基轻轻吹打成单细胞悬液,取 200 μL 细胞悬液至新的含 8～10 mL 新鲜完全培养基的 10 cm 培养皿中继续孵育。

细胞冻存　细胞冻存液为 90%完全培养液和 10% DMSO。当细胞浓度长至 80%～90%,用 0.25%胰酶消化后,以 1 000 r/min 离心 3 min,去上清液,加入 1 mL 细胞冻存液重悬,并转移至 1.5 mL 无菌冻存管,记录各类细胞的名称和冻存时间,以备下次复苏使用。冻存程序:冻存管于 4℃冰箱中预冷 10 min,再转移至−20℃冰箱冻存 20 min,接着于−80℃超低温冰箱中冻存过夜,第二天转入液氮罐中长期保存。

动物细胞模型建立　小鼠 6 只,鼠重 18～20 g,鼠龄 4 周,鼠类清洁级。饲养在保持通风的室温(23±2)℃、湿度(50～60)%的动物饲养室,并自由饮水、摄食。

培养对数生长期的 H22 细胞共 9 盘,当细胞密度达到 90%时,去培养基,用无菌 PBS 缓冲液 2 mL 洗 3 次,用 1 mL 0.25%胰蛋白酶消化 1～3 min,加入 1 mL 完全培养基终止消化,反复吹打制成细胞悬液后移入 10 mL 无菌离心管,以 1 000 r/min 离心 3 min,移去上清液,加入 1 mL 新鲜完全培养基轻轻吹打成单细胞悬液,取 20 μL 细胞悬液加入 20 μL 细胞计数液,吹匀后取 20 μL 于细胞计数板,TN 槽朝外,用 Digital Bio 进行细胞计数,约含瘤细胞 1.2×10^7,合并 9 盘细胞,离心后用 1 mL 无血清的基培重悬,于实验动物右下肢背皮下注射,每只接种 100 μL(约含瘤细胞 1.08×10^7),使其成为荷瘤小鼠。接种后,继续饲养 10 d,小鼠肿瘤生长到 0.5 cm 左右,进行荧光成像试验。

2. 细胞毒性实验

使用 CCK-8 试剂盒进行纳米粒子的细胞毒性分析。取处于对数生长期的 Hela 细胞,经 0.25%胰酶消化,加入 10%胎牛血清 DMEM 吹打成单细胞悬液,调整细胞浓度为 5×10^4 个/mL,在 96 孔培养板中每孔加入 100 μL 单细胞悬液,即每孔 5 000 个细胞,于 37℃、5% CO_2 培养箱孵育过夜,细胞贴壁生长良好时更换培养液,每孔加入含有浓度梯度的纯药和 MTX-mPEG-CS-NPs 的纳米粒,对照组不加药物,空白组不加细胞,每个浓度设 6 个复孔,培养 24 h 后,吸弃培养液并用无菌 PBS 洗 3 遍,每孔加入 10 μL CCK-8 和 90 μL 10%胎牛血清改良型最低必需培养基(DMEM),于 37℃ CO_2 培养箱内孵育 1 h。用酶标仪测量 450 nm 波长各孔吸光度(OD 值),采用 t 检验对数据进行显著性分析,如式(3-3)所示。

$$细胞存活率(\%) = \frac{测试值_{OD} - 空白值_{OD}}{对照值_{OD} - 空白值_{OD}} \times 100 \tag{3-3}$$

3. 细胞摄取实验

将 3.3.1 条件下的 FITC 标记的纳米粒子稀释为 1 mg/mL,用 0.22 μm 一次性针头式过滤器过滤灭菌,密封备用。

将对数生长期的 Hela 细胞调整为 1×10^4 个/mL,在共聚焦分析专用的 8 槽板中,每孔加入 300 μL Hela 细胞(约 3 000 个),孵育过夜,细胞贴壁良好后,分别加入 30 μL FITC 标记的纳米粒子悬液和 270 μL 完全培养基,在 37℃、5% CO_2 培养箱内孵育 12 h 后,用 PBS 洗 3 次,加入 300 μL 4%多聚甲醛固定(4℃,30 min),去除固定溶液,用 PBS 洗涤 1 次,0.3% PBS-Triton 室温通透 10 min,使用 4,6-二脒基-2-苯基吲哚二盐酸盐(DAPI)染色 5 min,进行细胞核标记,用 PBS 洗涤 3 次,拆去 8 槽板的上部分,用滤纸吸干 PBS,取一块盖玻片,上面滴 2 滴抗荧光淬灭剂,盖在 8 槽板的底部(注意防气泡产生),四周用指甲油或其他胶固定。标记好染色类型、日期及制片人。制好的盖玻片存放于干燥黑暗的切片盒中,24 h 后,用激光共聚焦显微镜(laser scanning confocal microscope,LSCM)观察(绿色——纳米粒子,蓝色——细胞核)。

4. 细胞凋亡实验

取对数增殖期 Hela 细胞接种于 6 孔培养板,细胞数为 2×10^5 mL,37℃、5% CO_2、饱和湿度下孵育 24 h,待细胞完全贴壁后开始加药。将 Hela 细胞分为 CS-NPs 组、mPEG-CS-NPs 组、FA-mPEG-CS-NPs 组和 MTX-mPEG-CS-NPs 组,经药物作用 48 h 后,用 0.25%胰蛋白酶消化。将药物作用后含细胞的液体以 1 000 r/min 离心 5 min,用 PBS 洗两次,加入浓度为 2.5 μg/mL 的碘化丙啶(propidium,PI)500 μL,室温避光染色 5 min 后将细胞转移至上样管中,进行流式细胞仪检测。检测时以前向角、侧向角对细胞设门,取门内 1 万个细胞进行分析。

3.3.3　体外释药及动物体内荧光成像

体外释药　考察 pH 对 MTX-mPEG-CS-NPs 药物释放速度的影响,共选取 3 种不同

pH(6.4、7.4、8.4)的 PBS 缓冲液,释药时间为 144 h;同时研究纯药在 pH 为 6.4、7.4、8.4 的 PBS 缓冲液下的漏槽情况。

精密吸取本章 3.3.2 条件下制备的载药纳米粒子各 3 mL,加入截留分子量为 3 kDa 的透析袋中,用透析袋夹夹紧,浸入 100 mL 浓度为 0.067 M,pH 分别为 6.4、7.4、8.4 的 PBS 缓冲液中,将其放入温度为(37±0.5)℃、转速为 100 rpm 的振荡恒温摇床。每隔一段时间,取出 2.0 mL 的释放液,然后加入等量、相同 pH 的 PBS 缓冲液。样品于 303 nm 波长处测定 UV 吸光度,计算出释放百分比(cumulative release percentage,CR),如式(3-4)所示。

$$CR = \frac{M_t}{M_i} \times 100 \tag{3-4}$$

式中,M_t 为 t 时间药物的累积释放量,M_i 为初始纳米粒子中药物的含量。

动物体内荧光成像　将本章 3.3.2 条件下的 RhBITC 标记的纳米粒稀释为 5 mg/mL,用 0.22 μm 一次性针头式过滤器过滤灭菌,密封备用。当小鼠肿瘤长到 0.5 cm 左右时,从尾静脉分别注射 0.2 mL CS-NPs、FA-CS-NPs、MTX-CS-NPs、mPEG-CS-NPs、FA-mPEG-CS-NPs 和 MTX-mPEG-CS-NPs 溶液到 6 只小鼠体内,经过 12 h 后,用颈椎脱臼法处死小鼠,将小鼠的心、肝、脾、肺、肾等器官和肿瘤取出,立即用荧光成像系统进行分析。接着将肿瘤用福尔马林浸泡,用石蜡处理,用苏木精-伊红染色(hematoxylin-eosin staining,HE)后进行 LSCM,观察纳米粒子在肿瘤组织中的分布情况。

3.4　壳聚糖靶向纳米系统特征及抗肿瘤作用

3.4.1　壳聚糖靶向纳米系统分析表征

粒径分布与 Zeta 电位　取出适量不同条件下制备的纳米粒混悬液,加去离子水稀释到合适的浓度后,采用动态光散射粒度分析仪(dynamic light scattering,DLS)进行平均粒径和 Zeta 电位测定。本实验使用英国马尔文仪器有限公司生产的 Nano-ZS/ZEN-3600 激光散射粒度分析仪测定。

表面形态　将 MTX-mPEG-CS-NPs 混悬液滴到 200～400 目电镜制样铜网上,干燥后,使用 JEM-2100 透射电镜(TEM)对其形态进行观察并拍摄照片。将 MTX-mPEG-CS-NPs 混悬液滴到硅片上,干燥后喷金 45 s,用日立 SU-70 型扫描电镜(SEM)对其表面形态进行观察并拍摄照片。

傅里叶红外光谱法(FTIR)　取冻干的 CS-NPs、mPEG-SPA、mPEG-CS-NPs、MTX-mPEG-CS-NPs 和 MTX 各 5 mg,分别加入 100 mg 色谱级的溴化钾(KBr),混均匀后进行溴化钾压片,用美国尼高力 Avatar 360 型傅里叶红外光谱仪进行结构分析。

核磁共振波谱(NMR)　取冻干后的 CS-NPs、mPEG-SPA、mPEG-CS-NPs、MTX-mPEG-CS-NPs 和 MTX,用混合氘代试剂 2%氘代盐酸(DCl/D2O,v/v)溶解后,用瑞士 Bruker AvanceⅢ 500 MHz ^{1}H 核磁共振波谱仪分析。

凝胶色谱法(GPC) 纳米粒子的绝对分子量(MW)通过凝胶渗透色谱仪配备多角度激光散射检测器进行测定。样品溶解在 0.5 M、pH 为 6.0 的醋酸钠缓冲液(sodium acetate buffer,SAB)中,流速为 0.5 mL/min,进样量为 0.2 mL(10 mg/mL)。

3.4.2 壳聚糖靶向纳米系统结构特征

纳米粒子载药反应 MTX-mPEG-CS-NPs 制备过程如图 3-5 所示,反应式中物质的量通过 GPC 实验确定。从反应过程图 3-5 可以看出,FA、mPEG 及 MTX 都通过羧基偶联到 CS 的氨基上[42-43],所以 PEG 化会影响载药量,本实验条件下计算得 MTX 的载药量为 $(44.26\pm0.64)\%$,包封率为 $(87.36\pm0.79)\%$。

不同纳米粒子在相同反应条件下,包封率会发生变化。在相同试验条件下,PEG 修饰和叶酸修饰均会导致甲氨蝶呤载药量的下降。

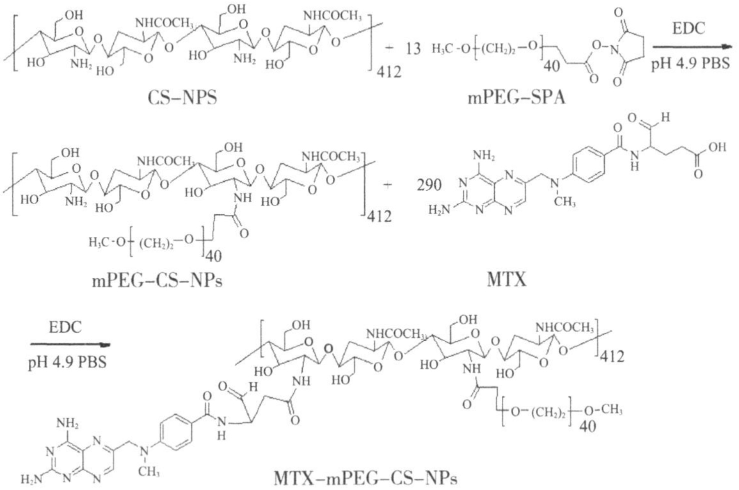

图 3-5 MTX-mPEG-CS-NPs 制备过程

实验测得甲氨蝶呤的标准曲线方程为:$A=0.048\ 4C-0.018\ 7, R=0.999\ 8$。线性范围为 $1.875\sim22.5\ \mu g/mL$,见图 3-6。

FA 标准曲线方程为 $A=0.058C+0.002, R=0.999\ 3$。线性范围为 $3.1\ \mu g/mL\sim 18.8\ \mu g/mL$,见图 3-7。

傅里叶红外光谱法(FTIR) 用 FTIR 证实 MTX 成功地连接到纳米粒子的表面。CS-NPs、mPEG、mPEG-CS-NPs、MTX 和 MTX-mPEG-CS-NPs 的 FTIR 光谱如图 3-8 所示。$1\ 739\ cm^{-1}$ 和 $2\ 886\ cm^{-1}$ 为 mPEG 的红外特征峰,分别代表—C═O 的伸缩振动和—CH—的伸缩振动。纯药 MTX 的红外光谱(图 3-8 曲线 D)中 $1\ 640\ cm^{-1}$ 和 $1\ 601\ cm^{-1}$ 分别为羧酸酯和酰胺—C═O[44]伸缩振动。MTX-mPEG-CS-NPs(图 3-8 曲线 E)出现新的峰,分别为 $2\ 886\ cm^{-1}$(mPEG 的特征峰)、$1\ 606\ cm^{-1}$(MTX 的特征峰)、$3\ 469\ cm^{-1}$(酰胺 N—H 伸缩振动)、$1\ 658\ cm^{-1}$(酰胺 I 带)、$1\ 530\ cm^{-1}$(酰胺 II 带),另外,$3\ 469\ cm^{-1}$ 酰胺 N—H 伸缩振动变宽。综合这些信息,说明了 MTX 成功地交联到了 mPEG-CS-NPs 上。

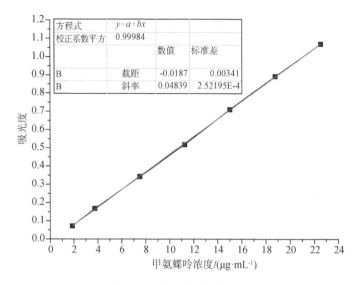

图 3-6　甲氨蝶呤标准曲线

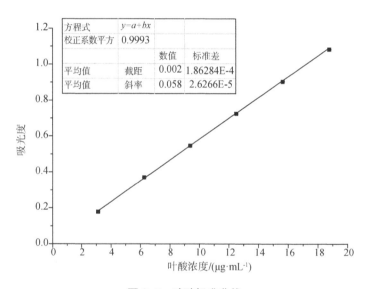

图 3-7　叶酸标准曲线

核磁共振波谱(NMR)　纳米粒子的化学结构通过^{1}H-NMR进一步确认。CS-NPs、mPEG、mPEG-CS-NPs、MTX和MTX-mPEG-CS-NPs的^{1}H-NMR图谱如图3-9所示。图3-9的曲线A中$\delta\,3.44\sim3.63$为CS葡萄糖环上的氢原子(H_3—H_6)的化学位移[45]。$\delta\,4.6\sim4.7$为溶剂峰。图3-9的曲线C中$\delta\,3.6$为mPEG(s,—CH—CH)的化学位移[46],图3-9曲线D出现的$\delta\,6.6\sim6.8$和$7.5\sim8.0$,分别代表MTX中苯甲酰基和2,4-二氨基-6-蝶啶基的化学位移,这与文献报道中的一致[47]。此外,图3-9中曲线E出现了新峰:7.4、7.8、8.5,内在质子峰值发生了右移;$\delta\,3.5\sim4.0$为CS葡萄糖环上的氢原子(H_3—H_6)的化学位移,这部分峰与mPEG中的—CH—CH重叠。这些再一次证明

MTX 和 mPEG 成功地交联到了 CS 上，与红外结果一致。

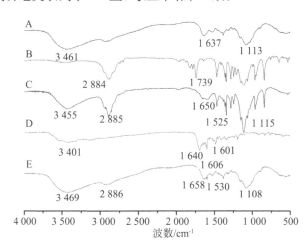

A—CS-NPs；B—mPEG；C—mPEG-CS-NPs；D—MTX；E—MTX-mPEG-CS-NPs

图 3-8　纳米粒子的红外图谱

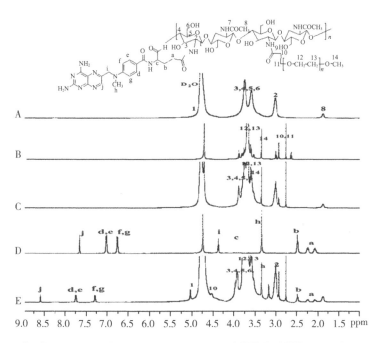

A—CS-NPs；B—mPEG；C—mPEG-CS-NPs；D—MTX；E—MTX-mPEG-CS-NPs

图 3-9　纳米粒子的 ^{1}H-NMR 图谱

凝胶色谱(GPC)　采用凝胶渗透色谱-激光光散射联用技术来测定 mPEG-CS-NPs 和 MTX-mPEG-CS-NPs 分子量的增加量以及 mPEG 和 MTX 的取代度。从表 3-5 可以得知，每个 CS-NPs 中结合了 99 个 mPEG 和 1 562 个 MTX，这也从另一个侧面验证了 mPEG 和 MTX 成功地交联到了 CS 上。

表 3-5　不同纳米粒的分子量关系

样品名	$M_n(\times 10^6)$	$M_w(\times 10^6)$	DS
CS-NPs	0.98	1.10	—
mPEG-CS-NPs	1.18	1.30	99*
MTX-mPEG-CS-NPs	1.89	2.27	1 562**

* mPEG 取代度＝[(mPEG-CS-NPs 的分子量－CS-NPs 的分子量)]/2 000，2 000 是指 mPEG 分子量。

** MTX 取代度＝[(MTX-mPEG-CS-NPs 的分子量－mPEG-CS-NPs 的分子量)]/454.44，454.44 是指 MTX 的分子量。

3.4.3　壳聚糖靶向纳米系统粒径分布与形貌

为了得到较高的载药量,载药实验中使用了分子量为 7 万的壳聚糖,纳米粒径较未载药的纳米粒子粒径略高,但均在 200 nm 以下,载药纳米粒子的 Zeta 电位分布情况见表 3-6 和图 3-10,结果基本和上一章的结果一致,PEG 化纳米粒子的 Zeta 电位略有降低,但对粒径分布的影响不明显。从表 3-6 可知,PDI 较小,粒径分布集中。图 3-11 所示为 MTX-mPEG-CS-NPs 的扫描电镜和透射电镜图,扫描电镜观察到的是载药纳米粒子的整体分散情况,而在透射电镜下明显可以看到纳米粒呈球形和光滑的表面。Zeta 电位在 45 mV 左右,由于细胞膜带负电荷,所以纳米粒子表现出较好的结合和细胞内摄取作用。

表 3-6　纳米粒的平均粒径、PDI 和 Zeta 电位($n=3$)

样品名	粒径/nm	PDI	Zeta 电位/mV
CS-NPs	159.8±0.9	0.102±0.003	48.3±0.5
mPEG-CS-NPs	164.1±1.5	0.108±0.023	45.4±0.6
MTX-mPEG-CS-NPs	166.4±2.1	0.123±0.035	45.6±0.6

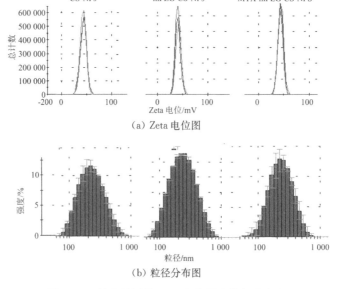

(a) Zeta 电位图

(b) 粒径分布图

图 3-10　纳米粒子的 Zeta 电位图和粒径分布图

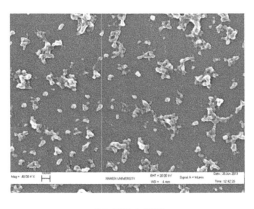
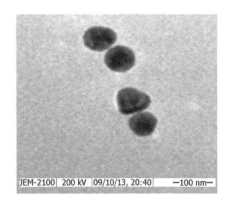

（a）扫描电镜图　　　　　　　　（b）透射电镜图

图 3-11　MTX-mPEG-CS-NPs 扫描电镜图和透射电镜图

3.4.4　壳聚糖靶向纳米系统体外药物释放

图 3-12 所示为体外累积释药曲线。图 3-12(a)为在 37℃,pH 为 6.4、7.4、8.4 的 PBS 条件下,MTX 从 MTX-mPEG-CS-NPs 累积释放曲线图,图 3-12(b)为同等条件下纯药从透析袋释放曲线图。从图 3-12(a)可以看出,MTX 从纳米粒子中的释放呈现突释(burst effect)和缓释(sustained release)双相特征,1 h 释放 1% 是纳米粒子中 MTX 的突释,这部分是 MTX 从纳米粒子的表面释放,当与释放介质接触时,MTX-mPEG-CS-NPs 表面吸附的药物和纳米粒表层的药物很快溶解到介质中,产生突释效应。随后是一个很长的缓释过程,在 144 h 内释放 7%,MTX 和 CS 是通过酰胺结合的,释放具有 pH 依赖性,pH 升高释药加快。另外,PEG 在释放中也起了至关重要的作用,由于 PEG 在水溶液环境中其链具有高流动性和大体积,PEG 在外层的分子可以抑制 MTX 的释放。在同等释放条件下,纯药 MTX 在 2 h 内达到 99% 释放,说明本实验符合漏槽条件,进一步证明

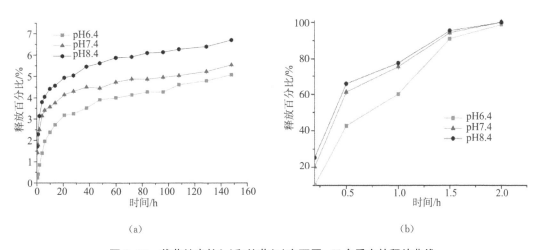

（a）　　　　　　　　　　　　　　（b）

图 3-12　载药纳米粒(a)和纯药(b)在不同 pH 介质中的释放曲线

了 MTX-mPEG-CS-NPs 体外缓释的特性。

3.4.5 壳聚糖靶向纳米系统细胞试验

药物敏感性分析 MTX 和 MTX-mPEG-CS-NPs 对 Hela 细胞作用 24 h 的存活率采用 CCK-8 细胞毒性分析方法进行分析,结果见图 3-13。在本研究的浓度范围内,Hela 细胞的生长和增殖明显受 MTX-mPEG-CS-NPs 影响,并有浓度依赖的特性,MTX-mPEG-CS-NPs 浓度越高,其对 HeLa 细胞的生长的抑制效果越强,表明更多的 MTX 进入肿瘤细胞,这清楚地证明 MTX-mPEG-CS-NPs 对肿瘤细胞的作用明显高于游离药物。游离的 MTX 被 P-糖蛋白泵出细胞质,游离 MTX 在细胞内的作用取决于被动扩散机制。相反,MTX-mPEG-CS-NPs 凭借纳米小尺寸明显增强了细胞毒性,也意味着纳米粒子能降低细胞的耐药性,可以减少肿瘤细胞多药耐药的特点。许多抗肿瘤药物在细胞内作用机理是通过内吞作用来实现的。CCK-8 细胞毒性分析结果进一步证实了 MTX-mPEG-CS-NPs 具有特定的给药方式。

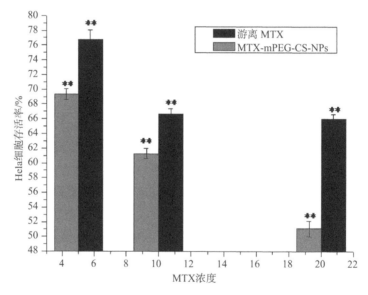

**图 3-13 MTX(■)和 MTX-mPEG-CS-NPs(■)对 Hela 作用 24 h 后
细胞活性分析($n=6$, ** $p<0.01$)**

细胞内摄取 采用激光扫描共聚焦显微镜对 FITC 标记的纳米粒子在 Hela 细胞中的摄取情况进行分析,FA 对 FR 具有高度的亲合性,可利用这一特性将 FA 作为抗肿瘤药物的靶向配体,本实验将载 MTX 纳米粒子在 Hela 细胞中的摄取情况与载 FA 纳米粒相比,结果见图 3-14。从图中明亮的绿色荧光间断分布可以看出,MTX-mPEG-CS-NPs(图 F)具有最高荧光强度。根据纳米载体的理化特性和靶细胞的性质,主要有两种内化的途径:吞噬作用和胞吞途径。纳米载体的理化特性,如表面电荷、粒径大小、粒子形状和表面特性,是纳米粒子在细胞内的重要作用因素。此外,未采用聚乙二醇修饰的纳米粒子中,MTX-CS-NPs(图 C)的荧光强度也比 FA-CS-NPs(图 B)强,但是比 MTX-mPEG-CS-

NPs 弱,表明 MTX-mPEG-CS-NPs 具有靶向和缓释性能,部分原因是 PEG 具有长链且体积较大,可以减少药物在体内的降解,更重要原因的是 MTX 的化学结构与 FA 类似,而 FA 已被广泛用于 FR 过度表达的肿瘤细胞,如 Hela 细胞。FA 靶向系统在今后的临床诊断和治疗应用中表现出极大的潜力,受体/配体复合物可诱导内吞作用,促进细胞内药物传递。载药纳米粒子被水解为 MTX,通过适当的氨肽酶定位在肿瘤组织附近,MTX 通过酰胺结合到纳米载体上,纳米粒子中酰胺键在血浆氨基肽酶存在的情况下是稳定的。从理论上讲,细胞摄取是一个重要的环节,有可能改善药物输送到肿瘤细胞中的过程,更多的药物进入肿瘤组织,就有更多肿瘤细胞被杀死。因此,从细胞摄取方面来看,MTX-mPEG-CS-NPs 比 FA-mPEG-CS-NPs 更具主动靶向特性。

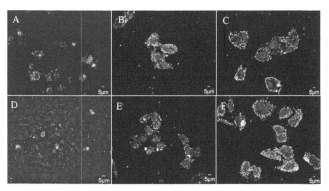

图 3-14   Hela 细胞在 24 h 内对不同纳米粒子摄取的共聚焦成像图

注:图中,细胞核用 DAPI 标记为蓝色,粒子用 FITC 标记为绿色。

细胞凋亡实验   流式细胞分析结果如图 3-15 所示。在相同浓度 mPEG-CS-NPs、FA-mPEG-CS-NPs 和 MTX-mPEG-CS-NPs 作用于 Hela 细胞 48 h 后,与 CS-NPs 组(空白对照组)相比,流式细胞图发生明显的右移。CS-NPs、mPEG-CS-NPs、FA-mPEG-CS-NPs 和

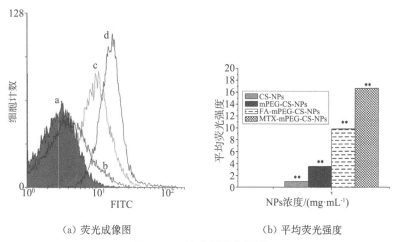

(a) 荧光成像图   (b) 平均荧光强度

图 3-15   流式细胞分析图

注:图中 ** 表示 $p < 0.01$;取 $n = 3$。

MTX-mPEG-CS-NPs 的几何平均荧光强度分别为 $1.0\pm0.02,3.53\pm0.02,9.81\pm0.04$ 和 16.68 ± 0.03,表明 PEG 在细胞摄取方面会产生重要的作用,有可能增加靶细胞对药物的吸收,在亲水性基团 PEG 的诱导下,PEG 的隐形循环作用可以调整药物在体内的过程,介导被动靶向作用,PEG 改善纳米粒子表面的疏水性与延迟释放。与预期中一样,FA-mPEG-CS-NPs 的荧光比 mPEG-CS-NPs 强,因 Hela 中 FR 高度表达,使 FR 的天然配体——FA 介导的纳米载体具有靶向性。此外,MTX-mPEG-CS-NPs 的细胞内荧光是 FA-mPEG-CS-NPs 的 2 倍,表明更多的 MTX-mPEG-CS-NPs 进入 Hela 细胞,因 MTX 与 FA 化学结构相似,也能产生同样的配体效果,流式细胞分析结果与 LSCM 细胞摄取结果一致。

3.4.6 壳聚糖纳米系统的靶向抗癌作用

为了进一步探讨纳米粒子在不同的器官和肿瘤组织中的分布情况,用 RhBITC 对纳米粒子进行标记,通过小鼠 H22 肝癌模型,分析各器官和肿瘤的荧光成像,如图 3-16 所示,图中的组织器官分别为肿瘤 1、肺 2、心 3、脾脏 4、肾脏 5、肝脏 6。通过激光共聚焦显微镜对肿瘤组织进行分析,如图 3-17 所示。图 3-17 表明,大部分强烈的红色荧光强度都聚集在肿瘤组织,其次肝脏,少部分在肾脏,而在肺、心、脾几乎没有红色荧光显示。这表明,纳米粒子主要在肿瘤组织积累,部分在肝脏,在其他器官中很少或没有。此外,在 PEG 介导下,载 MTX 的纳米粒子在肿瘤组织中具有良好的选择性。图 3-16 也表明所有纳米粒子都可以进入肿瘤组织,并聚集在血管丰富的部位。FA-CS-NP 和 MTX-CS-NPs 间的荧光强度没有明显差别,然而,MTX-mPEG-CS-NPs 荧光强度明显高于 FA-mPEG-CS-NPs,这与体外细胞摄取实验(图 3-15)和各器官中的分布(图 3-16)结果一致。据报道,FA 已被广泛用作靶向配体的抗肿瘤方案[48],FA 介导的纳米粒子通过内吞作用,较容易进入 FR 过度表达的肿瘤细胞内。CS 是一种有前景的新型高分子材料,作为特定的肝靶向给药系统,是一种能将药物聚集在肝脏的共轭聚合物。用亲水性聚合物 PEG 对纳米

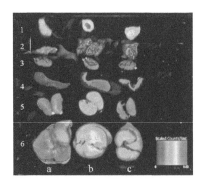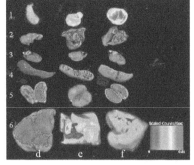

(a) 不含 PEG　　　　　　　　　(b) 有 PEG 修饰

a—CS-NPs;b—FA-CS-NPs;c—MTX-CS-NPs;d—mPEG-CS-NPs;e—MTX-mPEG-CS-NPs;
1—肿瘤;2—肺;3—心;4—脾脏;5—肾脏;6—肝脏

图 3-16　荷肝癌 H22 小鼠尾静脉注射不同纳米粒子 12 h 后,器官及肿瘤荧光成像图

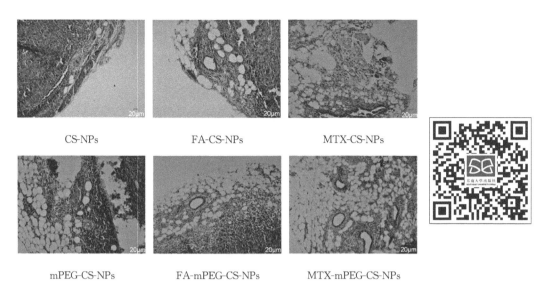

图 3-17 荷肝癌 H22 小鼠尾静脉注射不同纳米粒子 12 h 后的肿瘤组织激光共聚焦图

注:纳米粒子为红色用罗丹明标记。

粒子表面进行改性,能降低水溶液的界面,防止不必要的聚集。此外,PEG 对纳米粒子表面的修饰,可减少药物被体内的蛋白质和细胞识别的可能性,增加纳米粒子在血液中的循环时间,使药物更有机会到达靶部位。静脉注射后,纳米粒子可以进入肿瘤组织,通过 EPR 效应,取得主动的肿瘤靶向特异性。PEG 化纳米粒子很少被 RES 识别,实验结果表明,PEG 化的纳米粒子可以显著延长药物在体内循环半衰期,MTX-mPEG-CS-NPs 具有良好的肿瘤组织靶向性。

由此可见,壳聚糖作为纳米载体通过 EDC 的作用,将 MTX 偶联到 PEG 化的纳米粒子上。测定 MTX-mPEG-CS-NPs 的载药量为$(44.26 \pm 0.64)\%$,包封率为$(87.36 \pm 0.79)\%$。通过动态光散射粒度分析法(DLS)测得粒径在 160 nm 左右,PDI 小于 0.2,粒子分布集中,Zeta 电位在 45 mV 左右,性质稳定。透射电镜(TEM)和扫描电镜(SEM)显示纳米粒呈球形,且表面光滑。

用傅里叶红外光谱法(FTIR)、核磁共振波谱(NMR)、凝胶色谱法(GPC)对纳米粒子结构进行表征,可证明 MTX 成功地交联到 mPEG-CS-NPs 上,每个 CS-NPs 中结合了 99 个 mPEG 和 1 562 个 MTX。MTX-mPEG-CS-NPs 在不同 pH 介质下的体外释放情况不同,MTX 在纳米粒子中的释放呈现突释(BE)和缓释(SR)双相特征,碱性条件更利于药物的释放,37 ℃时,药物释放在 144 时仅为 7%,说明该方法可制得性质稳定、缓释的 MTX-mPEG-CS-NPs。

通过 CCK-8 细胞毒性分析、流式细胞凋亡实验分析(FCM)和激光共聚焦显微镜(LSCM)考察 Hela 细胞对纳米粒子的摄取情况,结果表明,MTX-mPEG-CS-NPs 对 Hela 细胞的生长和增殖相对于纯药有明显的抑制作用,纳米粒子表面通过亲水性聚合物 PEG 的改性,降低水溶液的界面能和防止不必要的聚集,增加纳米粒子在血液中的循环时间,使药物更有机会到达靶部位,说明 MTX-mPEG-CS-NPs 具有良好的肿瘤组织靶向性。通过激光共聚焦显微镜(LSCM)和荧光成像系统,考察纳米粒在 H22 肝癌小鼠体内的摄取和分析情况,结果表明,PEG 化的纳米粒子可以显著延长药物在体内循环的半衰期,MTX-mPEG-CS-NPs 具有良好的肿瘤组织靶向性。

参考文献

[1] Smal M A, Dong Z, Cheung H T A, et al. Activation and cytotoxicity of 2-α-aminoacyl prodrugs of methotrexate[J]. Biochemical Pharmacology, 1995, 49(4):567-574.

[2] Šubr V, Strohalm J, Hirano T, et al. Poly[N-(2-hydroxypropyl)methacrylamide] conjugates of methotrexate: Synthesis and in vitro drug release[J]. Journal of Controlled Release, 1997, 49 (2-3): 123-132.

[3] Kaminskas L M, Kelly B D, McLeod V M, et al. Pharmacokinetics and Tumor Disposition of PEGylated, Methotrexate Conjugated Poly-L-lysine Dendrimers[J]. Molecular Pharmaceutics, 2009, 6(4): 1190-1204.

[4] Kaminskas L M, Kelly B D, McLeod V M, et al. Capping Methotrexate alpha-Carboxyl Groups Enhances Systemic Exposure and Retains the Cytotoxicity of Drug Conjugated PEGylated Polylysine Dendrimers[J]. Molecular Pharmaceutics, 2011, 8(2): 338-349.

[5] Thomas T P, Huang B H, Choi S K, et al. Polyvalent Dendrimer-Methotrexate as a Folate Receptor-Targeted Cancer Therapeutic[J]. Molecular Pharmaceutics, 2012, 9(9): 2669-2676.

[6] Shingaki T, Inoue D, Furubayashi T, et al. Transnasal Delivery of Methotrexate to Brain Tumors in Rats: A New Strategy for Brain Tumor Chemotherapy[J]. Molecular Pharmaceutics, 2010, 7 (5): 1561-1568.

[7] Chen Y H, Tsai C Y, Huang P Y, et al. Methotrexate conjugated to gold nanoparticles inhibits tumor growth in a syngeneic lung tumor model[J]. Molecular Pharmaceutics, 2007, 4 (5): 713-722.

[8] Dhanikula R S, Argaw A, Bouchard J F, et al. Methotrexate loaded polyether-copolyester dendrimers for the treatment of gliomas: Enhanced efficacy and intratumoral transport capability[J]. Molecular Pharmaceutics, 2008, 5(1): 105-116.

[9] Yoon S, Choi J R, Kim J O, et al. Influence of reduced folate carrier and dihydrofolate reductase genes on methotrexate-induced cytotoxicity[J]. Cancer research and treatment, 2010, 42 (3): 163-171.

[10] Nogueira D R, Tavano L, Mitjans M, et al. In vitro antitumor activity of methotrexate via pH-sensitive chitosan nanoparticles[J]. Biomaterials, 2013, 34(11): 2758-2772.

[11] Yang X, Zhang Q, Wang Y, et al. Self-aggregated nanoparticles from methoxy poly(ethylene glycol)-modified chitosan: Synthesis; characterization; aggregation and methotrexate release in vitro [J]. Colloids and Surfaces B-Biointerfaces, 2008, 61(2): 125-131.

[12] Khan Z A, Tripathi R, Mishra B. Methotrexate: a detailed review on drug delivery and clinical aspects[J]. Expert Opinion on Drug Delivery, 2012, 9(2): 151-169.

[13] Zhao X, Li H, Lee R J. Targeted drug delivery via folate receptors[M]. Expert Opinion on Drug Delivery, 2008, 5(3):309-319.

［14］ Weitman S D, Lark R H, Coney L R, et al. Distribution of the folate receptor GP38 in normal and malignant cell lines and tissues［J］. Cancer Research, 1992, 52(12): 3396-3401.

［15］ Ross J F, Chaudhuri P K, Ratnam M. Differential regulation of folate receptor isoforms in normal and malignant tissues in vivo and in established cell lines. Physiologic and clinical implications［J］. Cancer, 1994, 73(9): 2432-2443.

［16］ Sabharanjak S, Mayor S. Folate receptor endocytosis and trafficking［J］. Advanced Drug Delivery Reviews, 2004, 56(8): 1099-1109.

［17］ Leamon C P, Reddy J A. Folate-targeted chemotherapy［J］. Advanced Drug Delivery Reviews, 2004, 56(8): 1127-1141.

［18］ You J, Li X, Cui F, et al. Folate-conjugated polymer micelles for active targeting to cancer cells: preparation, in vitro evaluation of targeting ability and cytotoxicity［J］. Nanotechnology, 2008, 19 (4):045102.

［19］ Wang F H, Chen Y X, Zhang D R, et al. Folate-mediated targeted and intracellular delivery of paclitaxel using a novel deoxycholic acid-O-carboxymethylated chitosan-folic acid micelles［J］. International Journal of Nanomedicine, 2012, 7: 325-337.

［20］ Zhao P, Wang H, Yu M, et al. Paclitaxel loaded folic acid targeted nanoparticles of mixed lipid-shell and polymer-core: In vitro and in vivo evaluation［J］. European Journal of Pharmaceutics and Biopharmaceutics, 2012, 81(2): 248-256.

［21］ Park Y, Kang E, Kwon O J, et al. Ionically crosslinked Ad/chitosan nanocomplexes processed by electrospinning for targeted cancer gene therapy［J］. Journal of Controlled Release, 2010, 148(1): 75-82.

［22］ Kaewsaneha C, Jangpatarapongsa K, Tangchaikeeree T, et al. Fluorescent chitosan functionalized magnetic polymeric nanoparticles: cytotoxicity and in vitro evaluation of cellular uptake［J］. Journal of Biomaterials Applications, 2014, 29(5): 761-768.

［23］ Ma O, Lavertu M, Sun J, et al. Precise derivatization of structurally distinct chitosans with rhodamine B isothiocyanate［J］. Carbohydrate Polymers, 2008, 72(4): 616-624.

［24］ Semete B, Booysen L, Kalombo L, et al. In vivo uptake and acute immune response to orally administered chitosan and PEG coated PLGA nanoparticles［J］. Toxicology and Applied Pharmacology, 2010, 249(2): 158-165.

［25］ Peng Y, Yao W, Wang B, et al. Mannosylated Chitosan Nanoparticles Based Macrophage-Targeting Gene Delivery System Enhanced Cellular Uptake and Improved Transfection Efficiency［J］. Journal of Nanoscience and Nanotechnology, 2015, 15(4): 2619-2627.

［26］ Yu B, Tang C, Yin C. Enhanced antitumor efficacy of folate modified amphiphilic nanoparticles through co-delivery of chemotherapeutic drugs and genes［J］. Biomaterials, 2014, 35 (24): 6369-6378.

［27］ Fuenzalida J P, Weikert T, Hoffmann S, et al. Affinity Protein-Based FRET Tools for Cellular Tracking of Chitosan Nanoparticles and Determination of the Polymer Degree of Acetylation［J］. Biomacromolecules, 2014, 15(7): 2532-2539.

［28］ Ma L, Gao C, Mao Z, et al. Collagen/chitosan porous scaffolds with improved biostability for skin tissue engineering［J］. Biomaterials, 2003, 24(26): 4833-4841.

［29］Mahmoud K A，Mena J A，Male K B，et al. Effect of surface charge on the cellular uptake and cytotoxicity of fluorescent labeled cellulose nanocrystals［J］. ACS Applied Materials & Interfaces，2010，2(10)：2924-2932.

［30］Wang B，He C，Tang C，et al. Effects of hydrophobic and hydrophilic modifications on gene delivery of amphiphilic chitosan based nanocarriers［J］. Biomaterials，2011，32(20)：4630-4638.

［31］熊建文，肖化，张镇西. MTT 法和 CCK-8 法检测细胞活性之测试条件比较［J］. 激光生物学报，2007，16(5)：559-562.

［32］Chang Y，Yang S T，Liu J H，et al. In vitro toxicity evaluation of graphene oxide on A549 cells ［J］. Toxicology Letters，2011，200(3)：201-210.

［33］Garrison J C，Rold T L，Sieckman G L，et al. In vivo evaluation and small-animal PET/CT of a prostate cancer mouse model using 64Cu bombesin analogs：side-by-side comparison of the CB-TE2A and DOTA chelation systems［J］. Journal of Nuclear Medicine，2007，48(8)：1327-1337.

［34］Willmann J R K，Cheng Z，Davis C，et al. Targeted Microbubbles for Imaging Tumor Angiogenesis：Assessment of whole-body biodistribution with dynamic micro-PET in mice 1［J］. Radiology，2008，249(1)：212-219.

［35］Pelizzari C A，Chen G T，Spelbring D R，et al. Accurate three-dimensional registration of CT，PET，and/or MR images of the brain［J］. Journal of Computer Assisted Tomography，1989，13(1)：20-26.

［36］Vermes I，Haanen C，Reutelingsperger C. Flow cytometry of apoptotic cell death［J］. Journal of Immunological Methods，2000，243(1)：167-190.

［37］Vermes I，Haanen C，Steffens-Nakken H，et al. A novel assay for apoptosis flow cytometric detection of phosphatidylserine expression on early apoptotic cells using fluorescein labelled annexin V［J］. Journal of Immunological Methods，1995，184(1)：39-51.

［38］Lyons A B，Parish C R. Determination of lymphocyte division by flow cytometry［J］. Journal of Immunological Methods，1994，171(1)：131-137.

［39］Nicoletti I，Migliorati G，Pagliacci M，et al. A rapid and simple method for measuring thymocyte apoptosis by propidium iodide staining and flow cytometry［J］. Journal of Immunological Methods，1991，139(2)：271-279.

［40］Kim J，Lee J E，Lee S H，et al. Designed fabrication of a multifunctional polymer nanomedical platform for simultaneous cancer-targeted imaging and magnetically guided drug delivery［J］. Advanced Materials，2008，20(3)：478-483.

［41］Brown E B，Campbell R B，Tsuzuki Y，et al. In vivo measurement of gene expression，angiogenesis and physiological function in tumors using multiphoton laser scanning microscopy［J］. Nature Medicine，2001，7(7)：864-868.

［42］El-Sherbiny I M，Smyth H D. Controlled release pulmonary administration of curcumin using swellable biocompatible microparticles［J］. Molecular Pharmaceutics，2011，9(2)：269-280.

［43］Braumüller H，Wieder T，Brenner E，et al. T-helper-1-cell cytokines drive cancer into senescence ［J］. Nature，2013，494(7437)：361-365.

［44］Dhanikula R S，Hildgen P. Influence of molecular architecture of polyether-co-polyester dendrimers on the encapsulation and release of methotrexate［J］. Biomaterials，2007，28(20)：3140-3152.

［45］Fernandez-Megia E, Novoa-Carballal R, Quinoa E, et al. Optimal routine conditions for the determination of the degree of acetylation of chitosan by ^{1}H-NMR[J]. Carbohydrate Polymers, 2005, 61(2): 155-161.

［46］Sagara K, Kim S W. A new synthesis of galactose-poly(ethylene glycol)-polyethylenimine for gene delivery to hepatocytes[J]. Journal of Controlled Release, 2002, 79(1-3): 271-281.

［47］Li Y, Kwon G S. Micelle-like structures of poly (ethylene oxide)-block-poly (2-hydroxyethyl aspartamide)-methotrexate conjugates[J]. Colloids and Surfaces B: Biointerfaces, 1999, 16(1): 217-226.

［48］Shoji-Kawata S, Sumpter R, Leveno M, Campbell G R, Zou Z, Kinch L, Wilkins A D, Sun Q, Pallauf K, MacDuff D. Identification of a candidate therapeutic autophagy-inducing peptide[J]. Nature, 2013, 494(7436): 201-206.

4 壳聚糖多靶点纳米系统抗肺癌作用

4.1 引言

研究表明,具有靶向性的 MTX 纳米载药体系具有良好的抗肿瘤作用,该体系对叶酸受体高表达肿瘤具有靶向性[1]。为了进一步扩大该体系的抗瘤谱,减少肿瘤耐药性,引入多靶点抗叶酸代谢的新一代全合成抗肿瘤药培美曲塞(pemetrexed,PEM)[2-6],对新型高效抗肿瘤药物的研究具有重要意义。因此,需要构建叶酸受体低表达的肺腺癌上皮细胞(A549)[7-11]试验方法,通过细胞毒性分析、细胞凋亡实验和动物体内抗肿瘤实验,对双载药纳米靶向缓释体系的细胞毒性和体内抗肿瘤活性进行评价。

肺癌是最常见的癌症,目前肺癌已经取代肝癌成为我国首位恶性肿瘤死亡原因[12, 13]。肺癌主要发生于支气管上皮细胞,分为非小细胞肺癌(nonsmall cell lung cancer,NSCLC)和小细胞肺癌(small cell lung cancer,SCLC)两种,其中 NSCLC(鳞状上皮、腺上皮、大细胞等)为最常见的肺癌类型[14],约占肺癌的 $80\%\sim85\%$。由于肺癌起病隐匿,就诊患者大多已属晚期,已失去手术治疗最佳时机,临床疗效和中位生存期都不令人满意。此外,新一代具有靶向性的酪氨酸激酶抑制剂(如吉非替尼)具有基因多态性,疗效呈现个体化差异,单药有效率仅为 20% 左右,而且价格昂贵。所以,开展新剂型抗肺癌药物的研究具有重要的现实意义。

PEM 的作用机理为抑制二氢叶酸还原酶、胸苷酸合成酶和甘氨酰胺核糖核苷酸甲酰转移酶拮抗叶酸代谢,通过抑制叶酸依赖性代谢途径中的多个关键酶,阻断核酸合成,从而抑制肿瘤生长[15-18]。PEM 同时作用于肿瘤组织的多个靶点,降低了耐药发生率,被抑制的多个靶点之间具有相加及协同作用,临床上主要用于治疗恶性胸膜间皮瘤和非小细胞肺癌,常规剂量为 $500 \ \mathrm{mg/m^2}$,每 21 d 使用一次,主要不良反应为中性粒细胞减少的血液学毒性。PEM 作为一个多靶点抗叶酸代谢药,以其独特的作用机制和优良的生物相容性,为抗肿瘤药物研发带来了契机。在 MTX 纳米系统中偶联 PEM,通过双载药纳米系统以扩大抗肿瘤谱,多靶点同时阻断,可减少肿瘤耐药机率,减少单药的剂量,降低毒副作用。

4.2　双载药纳米系统及动物实验

4.2.1　载 PEM 复合纳米系统的制备

PEM 的化学结构如图 4-1 所示。

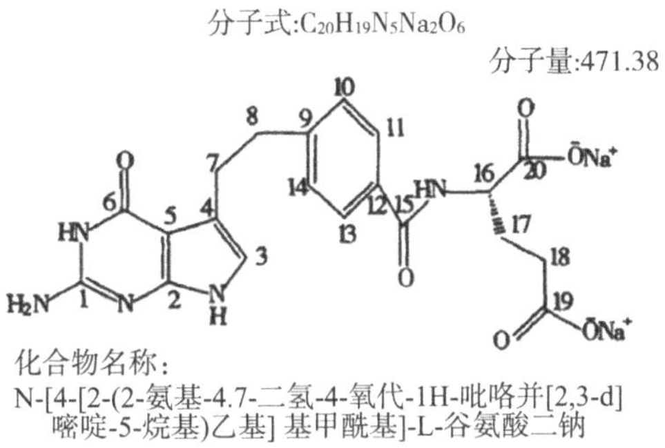

分子式:$C_{20}H_{19}N_5Na_2O_6$

分子量:471.38

化合物名称:
N-[4-[2-(2-氨基-4,7-二氢-4-氧代-1H-吡咯并[2,3-d]
嘧啶-5-烷基)乙基] 基甲酰基]-L-谷氨酸二钠

图 4-1　培美曲塞化学结构图

按照 MTX 与 PEM 1:1 的质量比进行载 PEM 复合纳米系统的制备,具体方法见上一章 3.3.1,制得双载药纳米粒 MTX-PEM-mPEG-CS-NPs,采用紫外双波长分析法在 239 nm 和 303 nm 处测定吸光度,计算双载药体系中的 PEM 和 MTX 的包封率(EE)和载药量(LC)。

根据朗伯比尔定律,吸光度值的加和性,采用紫外可见分光光度法对两种组分组成的混合物进行定量测定。两个波长 λ_1 和 λ_2 分别应该选择在两组分吸光度差值较大、强吸收组分吸收峰附近。因此,为了提高检测的灵敏度,减小测量误差,实验用双波长确定为 239 nm 及 303 nm。

混合组分在 λ_1 处的吸光度等于 MTX 组分和 PEM 组分分别在 λ_1 处的吸光度之和 $A_{\lambda 1MTX+PEM}$,如(4-1)式所示:

$$A_{\lambda 1MTX+PEM} = k_{\lambda 1MTX}bC_{MTX} + k_{\lambda 1PEM}bC_{PEM} \tag{4-1}$$

同理,混合组分在 λ_2 处的吸光度等于 MTX 组分和 PEM 组分分别在 λ_2 处的吸光度之和 $A_{\lambda 2MTX+PEM}$,如(4-2)式所示:

$$A_{\lambda 2MTX+PEM} = k_{\lambda 2MTX}bC_{MTX} + k_{\lambda 2PEM}bC_{PEM} \tag{4-2}$$

以上两式中,A 为吸光度,k 为摩尔吸光系数,b 为吸收层厚度,C 为吸光物质的浓度。

标准曲线的测定方法见上一章 3.4.2。采用紫外分光光度计分别在 239 nm 及 303 nm 处测定 MTX 和 PEM 的吸光度,以浓度对吸收度制成标准曲线。

考察双载药体系 MTX-PEM-mPEG-CS-NPs 及纯药在 pH 为 6.5 及 7.4 的 PBS 介质中的释放速度,具体操作与上一章 3.4.4 中的操作相同。对于混合溶液,分别在 239 nm

和 303 nm 波长处测定吸光度,根据所测定的标准曲线,计算出释放百分比(cumulative release percentage,CR%),药物累积释放百分比的计算见(3-4)公式。

4.2.2　复合纳米药物的细胞实验

所涉及的细胞复苏、培养、传代及冻存等参照上一章 3.3.2 介绍的方法进行。

建立叶酸受体弱表达的 A549 肺腺癌上皮细胞株,采用 CCK-8 试剂盒对不同纳米粒子的药物敏感性进行分析[19-20]。取处于对数生长期的 A549 细胞,用含 10% 胎牛血清胎、1% 双抗的 RMPI-1640 完全培养基进行细胞培养。在 96 孔培养板中每孔加入 100 μL 单细胞悬液,即每孔 4 000 个细胞,于 37℃、5% CO_2 培养箱孵育,待细胞贴壁后,每孔加入含有浓度梯度的纯药和纳米粒子,设 5 个浓度梯度(0.05、0.5、5、50、500 μg/mL),实验组分为 mPEG-CS-NPs 组、纯 MTX 组、纯 PEM 组、MTX+PEM 组、MTX-mPEG-CS-NPs 组、PEM-mPEG-CS-NP 组和 MTX-PEM-mPEG-CS-NPs 组等,以及不加药物的对照组和不加细胞的空白组,每个浓度设 3 个复孔,分别培养 24 h、48 h、72 h 后,吸弃培养液并用无菌 PBS 洗 3 遍,每孔加入 10 μL CCK-8 和 90 μL 10% 胎牛血清 RMPI-1640,于 37℃下 CO_2 培养箱内孵育 1 h。用 200 PRO NanoQuant 光吸收酶标仪测量 450 nm 波长各孔吸光度(OD 值),按公式计算各组分的半数抑制浓度(half maximal inhibitory concentration,IC50),采用 t 检验对数据进行显著性分析。细胞半数抑制浓度用式(4-3)表示:

$$细胞抑制率(\%) = 1 - \frac{测试值_{OD} - 空白值_{OD}}{对照值_{OD} - 空白值_{OD}} \times 100 \qquad (4-3)$$

增殖期 A549 细胞接种处理与 3.3.2 介绍的 Hela 细胞接种处理的条件相同(6 孔培养板,细胞数为 2×10^5 个/mL,37℃、5% CO_2、饱和湿度孵育 24 h)。将 A549 细胞分为 0.9% NaCl 组、MTX+PEM 组、mPEG-CS-NPs 组、MTX-mPEG-CS-NPs 组、PEM-mPEG-CS-NPs 组和 MTX-PEM-mPEG-CS-NPs 组,等测样品作用 24 h 后,用 2.5 μg/mL 的碘化丙啶(Propidium,PI)DNA 染色剂标记 5 min,采用流式细胞仪检测,本实验取门内 1 万个细胞进行分析。

4.2.3　复合纳米药物的动物实验

本实验所用动物为 C57 纯种黑鼠 9 只,鼠重 18~20 g,鼠龄 4 周,鼠类清洁级。饲养条件为室温(room temperature)(23±2)℃、湿度(humidity)50%~60% 的动物饲养室,可以自由饮水、摄食、无噪声干扰。

取对数生长期的小鼠肺癌细胞株(Lewis lung cancer cells,LLC)共 9 盘,当细胞密度达到 90%,按上一章 3.3.2 的操作方法,测得每盘约含癌细胞 1.5×10^7 个,在实验动物右下肢背部进行皮下注射,每只接种 100 μL(约含瘤细胞 1.08×10^7),使其成为荷瘤小鼠,继续饲养约 2 周,小鼠肿瘤生长到 5 mm×5 mm 左右,获得中期小鼠肺癌模型。9 只荷瘤小鼠随机分成三组,即 0.9% NaCl 组、MTX+PEM 组和 MTX-PEM-mPEG-CS-NPs 组,并做好标记,各组从尾静脉分别注射 0.2 mL 相应药物,给药时间为小鼠荷瘤模型建成后的 0、3、7、14、21 d,每 5 d 进行一次小鼠体重和肿瘤大小测量,并好做记录。第 20 d 采用吸入性麻醉剂氨氟醚对小鼠麻醉后进行正电子发射计算机断层成像(PET)和计算机断层扫描(computed tomography,简称 CT),即 PET/CT 成像分析,观察活体动物肿瘤组织结构和解剖学形态改变,并与用游标卡尺所测得的结果进行对比。第 25 d 通过颈椎脱臼法处死小鼠,取出肿瘤组织,进行称重和体积测量。

接着将肿瘤组织放入液氮瓶中,快速冷冻切片后,用苏木精-伊红染色(hematoxylin-eosin staining,HE)后进行显微镜成像分析,观察肿瘤组织结构情况。抑瘤率和肿瘤体积瘤分别用式(4-4)和式(4-5)表示:

$$抑瘤率(\%) = \left(1 - \frac{实验组瘤重}{对照组瘤重}\right) \times 100 \tag{4-4}$$

$$V_{瘤} = \frac{LW^2}{2} \tag{4-5}$$

式中,L 表示长度,W 表示宽度。

4.3 双载药复合纳米系统制备及特征

4.3.1 双载药纳米系统的载药与包封

因双载药纳米体系制备过程无辅料干扰,且其也非血样,可以采用紫外双波长法进行含量测定。为了减少测量误差,将双波长选择在 MTX 的最大吸收峰 303 nm 处和二者吸收值相差最大的 239 nm 处,通过建立标准曲线(图 4-2～图 4-4)和解方程组即可求出混合物中双组分各自的含量。

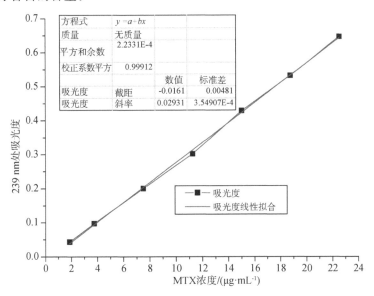

图 4-2　甲氨蝶呤在 239 nm 处标准曲线

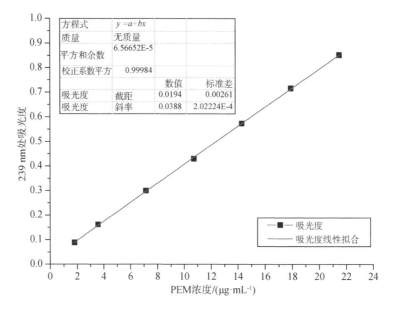

图 4-3　培美曲塞在 239 nm 处标准曲线

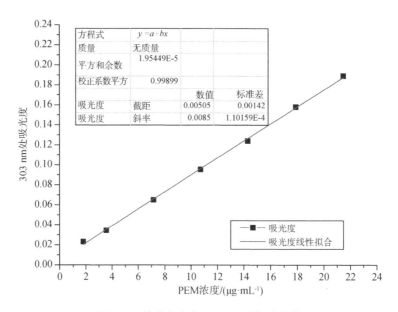

图 4-4　培美曲塞在 303 nm 处标准曲线

MTX 在 239 nm 处的标准曲线方程为 $A=0.029C-0.016$, $R=0.999\ 1$, 线性范围为: $1.875\sim22.5\ \mu g/mL$ (图 4-2)。MTX 在 303 nm 处的标准曲线方程为 $A=0.048C-0.018\ 7$, $R=0.999\ 8$ 线性范围为: $1.875\sim22.5\ \mu g/mL$ (方法见上一章 3.4.2 中的图 3-6 和图 3-7)。

PEM 在 239 nm 处的标准曲线方程为 $A=0.039C+0.019$, $R=0.999\ 8$, 线性范围为: $1.787\ 5\sim21.45\ \mu g/mL$。

PEM 在 303 nm 处的标准曲线方程为 $A=0.008\,5C+0.005\,1$，$R=0.999\,0$，线性范围为：$1.787\,5\sim21.45\ \mu g/mL$。

与 FA、mPEG 及 MTX 一样，PEM 也是通过羧基偶联到 CS 的氨基上，双载药是在 mPEG-CS-NPs 基础上进行的，所以 PEG 化会影响载药量，按照 PEM 与 MTX 1∶1 质量比进行反应，本实验条件下计算得：MTX-PEM-mPEG-CS-NPs 中 MTX 的载药量为 $(22.78\pm0.71)\%$，包封率为 $(85.36\pm0.65)\%$；PEM 的载药量为 $(23.13\pm0.55)\%$，包封率为 $(86.56\pm0.78)\%$。由此可见，不同纳米粒子在相同反应条件下，包封率会发生变化，在相同试验条件下，两组分影响彼此的载药量和包封率，使二者的载药量和包封率均比单载药下降，相同的投料量下，PEM 的载药量和包封率比 MTX 均略高（高 1.5%），可能是因为 PEM 比 MTX 酸性强，有利于反应的进行。MTX 是 pK_a 为 $4.7\sim5.5$ 的弱羧酸[21]，而 PEM 结构中有两个羧基，其中 α-羧基 pK_a 为 3.46，γ-羧基 pK_a 为 4.77[22]，所以酸性比 MTX 强。

4.3.2　双载药纳米系统的释药

图 4-5 所示为纯药从透析袋释放的曲线图。模拟人体体液的条件，使 pH 接近中性，而肿瘤组织的 pH 为弱酸性[23-27]，为了便于比较，释放实验均选择这两个 pH 值进行药物释放分析，即 37℃温度下 pH 为 6.5、7.4 的 PBS。从图中可以看出，在 pH 为 7.4 时，纯药 MTX 和 PEM 均在 90 min 内达到 99% 释放，而在 pH 6.5 条件下，达到 99% 释放需要 120 min，说明药物在酸性条件下比在中性条件下释放慢。在相同 pH 条件下，纯药 MTX 和 PEM 的体外释放没有明显的区别。4 个样品均能在 120 min 接近 100% 释放，说明所设计实验符合漏槽条件。

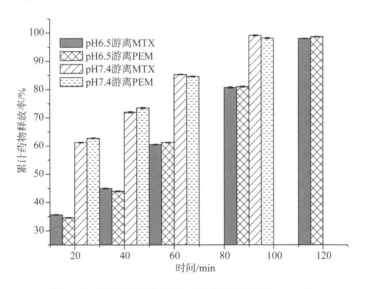

图 4-5　纯药在不同 pH 介质中的释药（37℃，$n=3$）

MTX-PEM-mPEG-CS-NPs 累积释放曲线见图 4-6。从图中可以看出，PEM 和 MTX 从双载药体系中的释放呈现突释（BE）和缓释（SR）双相特征，1 h 释放 1.5% 左右，为纳米粒中药物的突释,是由纳米粒表面吸附的药物和纳米粒表层的药物很快溶解到介质中产生的。快速释药结束后,纳米粒子的降解以及药物从纳米粒子中扩散,为一个很长的缓释过程,该继发释放模式可用零级动力学模拟。此外,纳米体系中药物的释放还与载体材料的交联度、药物本身理化性质、粒子大小和形态以及其他附加剂的影响有关。在 pH 6.5 PBS 条件下,MTX 和 PEM 在 148 h 内释放约 7%,在 pH 7.4 PBS 条件下,MTX 和 PEM 在 148 h 内释放约 8%,药物与 CS 是通过酰胺结合的,因此药物的释放具有 pH 依赖性,pH 升可导致高释药加快。MTX 和 PEM 各自的理化性质对释放有影响,在相同 pH 条件下,PEM 释放比 MTX 慢 0.3% 左右,这可能是因为 PEM 酸性强,与 CS 结合较牢,比较稳定。另外,双载药体系中 PEG 在外层的分子可以抑制药物的释放,所以本实验条件下制备的 MTX-PEM-mPEG-CS-NPs 双载药体系具有体外缓释的特性。

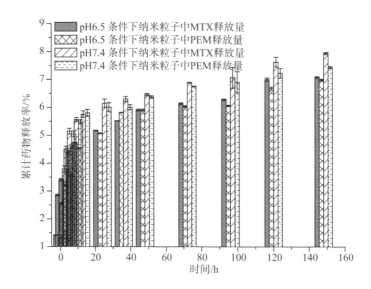

图 4-6 PEM-MTX-mPEG-CS-NPs 在不同 pH 介质中的释药(37℃,n=3)

通过紫外分光光度双波长测定法测得 MTX-PEM-mPEG-CS-NPs 中 MTX 的载药量为(22.36±0.71)%,包封率为(85.36±0.65)%;PEM 的载药量为(23.53±0.55)%,包封率为(86.56±0.78)%。总的来说,在 pH 6.5 PBS 条件下,MTX 和 PEM 在 148 h 内释放约 7%,在 pH 7.4 PBS 条件下,MTX 和 PEM 在 148 h 内释放约 8%,因药物与 CS 是通过酰胺结合,释放具有 pH 依赖性,pH 升高会导致释药加快,MTX-PEM-mPEG-CS-NPs 双载药体系具有体外缓释的特性。

4.4　复合纳米多靶点药物协同增效抗肺癌作用

4.4.1　药物敏感性实验

mPEG-CS-NPs、游离 MTX、游离 PEM、MTX＋PEM、MTX-mPEG-CS-NPs、PEM-mPEG-CS-NPs 和 MTX-PEM-mPEG-CS-NPs 对 A549 作用 24、48 及 72 h 后细胞抑制情况见图 4-7～图 4-9。每组设 5 个浓度梯度：0.05、0.5、5、50、500 μg/mL。从图 4-7 可以看出，A549 暴露于各药物组 24 h 后，纯药对 A549 生长和增殖的抑制作用比同剂量的载药纳米粒子强，可能是因为药物在 24 h 从载体中释放的量少，使进入肿瘤细胞药物量较少。此外，不管是纯药还是载药体系，MTX 和 PEM 的联合应用比单药对 A549 生长和增殖的抑制更强，说明 MTX 和 PEM 具有协同增效抗肿瘤作用。

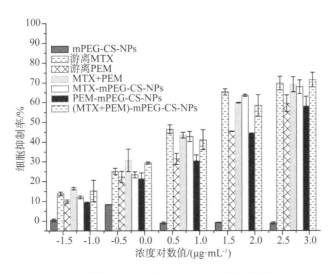

图 4-7　不同药物对 A549 作用 24 h 后细胞抑制情况($n=3$)

图 4-8 可以看出，A549 暴露于各药物组 48 h 后，纯药对 A549 生长和增殖的抑制作用比同剂量的载药纳米粒子略弱，可能是因为药物在 48 h 从载体中释放的量逐渐增加，而纯药却因药物的代谢剩余的药量越来越少，从而使进入肿瘤细胞药物量较少。与图 4-7 一样，不管是纯药还是载药体系，MTX 和 PEM 的联合比单药对 A549 生长和增殖的抑制作用更强，这也说明了 MTX 和 PEM 具有协同抗肿瘤作用。

从图 4-9 可以看出，A549 暴露于各药物组 72 h 后，纯药对 A549 生长和增殖的抑制作用比同剂量的载药纳米粒子明显弱，可能是因为 72 h 后药物从载体中释放的量逐渐增加，从而使进入肿瘤细胞的药物量越来越多，使肿瘤细胞一直处于较高浓度刺激下，增殖受到影响，开始凋亡。同时，药物浓度越高对 A549 细胞生长的抑制效果越强，表明更多的药物进入肿瘤细胞，证明了双载药体系 MTX-PEM-mPEG-CS-NPs 对肿瘤细胞的作用明显高于 MTX+PEM。纯药在细胞内的作用取决于被动扩散机制，会被 P-糖蛋白泵出细胞质。相反，MTX-PEM-mPEG-CS-NPs 凭借纳米小尺寸效应明显使细胞毒性增强，这也意味着纳米粒子能抑制细胞的耐药性，可以减弱肿瘤细胞多药耐药的特点。许多抗肿瘤药物在细胞内作用机理是通过内吞作用来实现的[28]。CCK-8 药物敏感性分析结果进一步证实了 MTX-PEM-mPEG-CS-NPs 具有特定的给药方式。从图 4-5 可以看出，A549 暴露于 mPEG-CS-NPs 组 24 h，48 h，72 h 后，其增殖和生长均未受到影响，说明 mPEG-CS-NPs 载体无毒并具有良好的生物相容性。

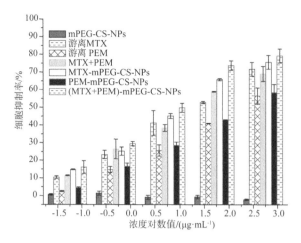

图 4-8　各种药物对 A549 作用 48 h 后细胞抑制情况（n＝3）

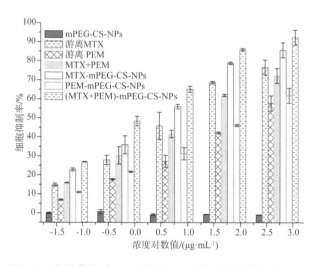

图 4-9　各种药物对 A549 作用 72 h 后细胞抑制情况（n＝3）

　　表 4-1 展示了各组药物对 A549 肺癌细胞株作用 72 h 的半抑制浓度（half maximal inhibitory concentration，IC50）。IC50 为药物诱导 50%肿瘤细胞凋亡时的浓度，即凋亡细胞与全部细胞数之比等于 50%时所对应的浓度，可以通过 IC50 值的大小来衡量药物诱导凋亡的能力，该值越低则诱导能力越强，这也反向说明某种细胞对药物的耐受程度[29]。游离 MTX、游离 PEM、MTX＋PEM、MTX-mPEG CS-NPs、PEM-mPEG–CS-NPs、MTX-PEM-mPEG-CS-NPs 的 IC50 分别为 4.78、25.64、8.81、1.56、11.65 和 0.76 μg/mL，表明载药纳米体系比同剂量下的纯药对 A549 肺癌细胞的诱导凋亡能力更强，A549 对载药纳米体系的耐受程度低，细胞不易产生耐药性，并且这种差异具有显著的统计学意义。MTX 主要作用于叶酸代谢通道中的二氢叶酸还原酶（DHFR）。PEM 主要抑制叶酸代谢过程中的胸苷酸合成酶（TS）、甘氨酰胺核糖核苷酸甲酰转移酶（GARFT）和二氢叶酸还原酶（DHFR）的活性。PEM 通过抑制这些关键酶活性，起到多靶点抑制作

用,MTX 和 PEM 联合应用,对叶酸代谢多个途径进行抑制,使肿瘤细胞嘌呤和胸腺嘧啶核苷生物合成减少,从而影响其 DNA 合成,抑制细胞增殖,二者联用产生协同抗肿瘤作用。这进一步说明双载药纳米体系具有较好的体外抗肿瘤疗效。

表 4-1　各组药物对 A549 细胞株作用 72 h 的 IC50(** $p < 0.01$)

纳米药物	IC50/($\mu g \cdot mL^{-1}$)	纳米药物	IC50/($\mu g \cdot mL^{-1}$)
游离 MTX	4.78	MTX-mPEG CS-NPs	1.56**
游离 PEM	25.64	PEM-mPEG-CS-NPs	11.65**
MTX+PEM	8.81	MTX-PEM-mPEG-CS-NPs	0.76**

4.4.2　流式细胞分析

流式细胞分析结果如图 4-10 和 4-11 所示。在相同药物浓度下,0.9% NaCl、MTX+PEM、mPEG-CS-NPs、MTX-mPEG-CS-NPs、PEM-mPEG-CS-NPs 和 MTX-PEM-mPEG-CS-NPs 作用于 A549 细胞 24 h 后的几何平均荧光强度(G_{mean})分别为:0.88±0.011、1.26±0.021、1.12±0.016、1.44±0.013、1.83±0.025 和 1.88±0.016,即 MTX-PEM-mPEG-CS-NPs 和 MTX+PEM 的 G_{mean} 分别为空白组的 2.13 倍和 1.43 倍;与 MTX+PEM

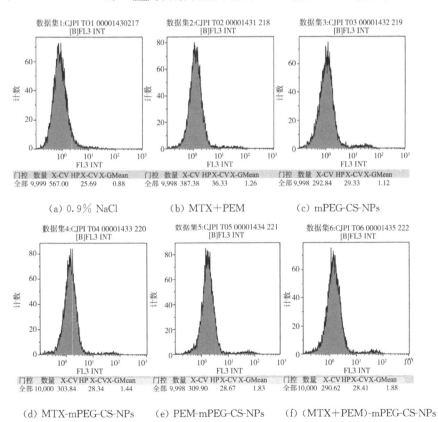

图 4-10　不同药物对 A549 细胞作用 24 h 后荧光成像图

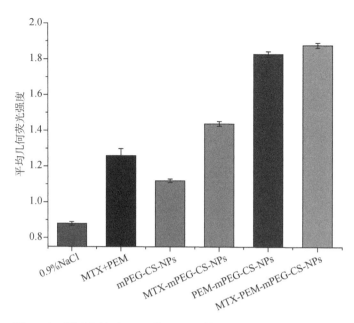

图 4-11 不同药物对 A549 作用 24 h 的几何平均荧光强度($n=3$)

相比,MTX-PEM-mPEG-CS-NPs 的 GMean 增加 50%,因 A549 暴露在药物中的时间只有 24 h,只有部分药物从纳米载体中释放出来,所以药物对细胞凋亡作用不显著。此外,MTX-mPEG-CS-NPs 的 GMean 比 PEM-mPEG-CS-NPs 小,由于 A549 为 FR 弱表达,MTX-mPEG-CS-NPs 无法通过 FR 受体-配体介导来实现靶向性,但双载药的 G_{mean} 值仍比单载药体系大,再一次证明了双药联合的协同抗肿瘤作用,MTX-mPEG-CS-NPs 体系中偶联 PEM 使体系抗肿瘤靶点增加,扩大了单载药的抗瘤谱,产生协同抗肿瘤作用。本实验结果与 CCK-8 药物敏感性实验结果一致。

4.4.3 体内抗肿瘤疗效评价

我们对中晚期的动物肺癌模型进行了双载药纳米体系体内抗肿瘤疗效评价。因大部分肿瘤发现时已是中晚期,并且这个时期肿瘤血管丰富,生长迅速,需要的叶酸量大,药物疗效好。对 C57 纯种小黑鼠荷 Lewis 肺癌细胞株(Lewis lung cancer cells,LLC)从 14 d 开始尾静脉给药,以纯药量计 4 mg/kg,即 80 μg/只。图 4-12 所示为荷瘤小鼠给药过程中体重变化情况。从图中可以看出,在给药 25 d 中,0.9% NaCl 组(空白对照)的小鼠体重呈持续增加,增加的部分包含小鼠本身增加的体重和肿瘤增长的重量,整个实验过程中空白组小鼠活动正常,饮食正常,与荷瘤前情况相当。MTX+PEM 为阳性对照组,该组小鼠体重总体增加,减去肿瘤块增加的重量,小鼠本身的体重是下降的,与给药实验前相比,小鼠的活动减少或基本不动,目光呆滞,食欲减退。这种情况在给药的前两天最为明显,说明纯药的副作用大,小鼠对药物的反应与患者相似。MTX-PEM-mPEG-CS-NPs 实验组小鼠体重增加,但不如空白组增加的多,主要是因为肿瘤组织块的增量少,主观情况与空白组相似,但未发现小鼠有严重的不适。

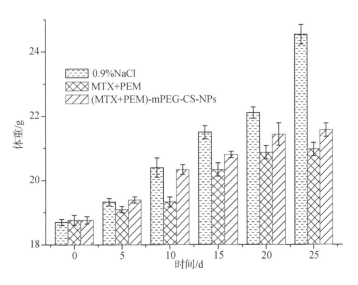

图 4-12　荷瘤小鼠体重变化

　　图 4-13 显示了荷瘤小鼠在给药过程中肿瘤体积变化情况。结果显示,空白组小鼠肿瘤体积呈持续直接增加,特别是第 10 d 起体积增加明显加快,反映了中晚期肿瘤细胞的迅猛对数增长。与空白组相比,阳性对照组小鼠肿瘤体积增加明显受到抑制,但总体上体积仍在增加,这从侧面反映了患者使用纯药时肿瘤仍然增殖明显,甚至会出现接触药物一段时间后敏感细胞被消灭了,另一部分细胞出现耐药性的情况,导致化疗药物治疗失败,可见这种情况在小鼠体内实验中也难幸免。实验组小鼠在给药三天后肿瘤体积仍有明显增加,但接下来的治疗时间内,肿瘤体积未见增加,可能数月的治疗期更能体现纳米靶向性缓释体系的疗效,但因本实验中为中晚期肺癌模型,在给药后的第 25 d 空白组小鼠肿瘤块重占小鼠体重的 15%,只能终止实验。

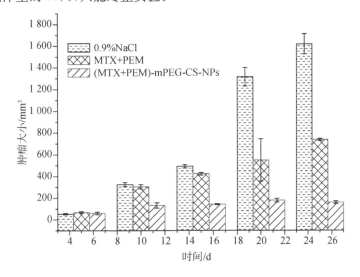

图 4-13　荷瘤小鼠肿瘤体积变化情况

图 4-14 为给药 20 d 小鼠活体 PET/CT 成像图。操作中采用全麻吸入剂氨氟醚,这种麻醉剂对小鼠副作用小,几秒快速麻醉,十几分钟就恢复清醒,方便操作,结果准确。实验测得小鼠肿瘤块的长度,0.9% NaCl 组、MTX+PEM 组和 MTX-PEM-mPEG-CS-NPs 的长径分别为:14.12、11.13 和 6.56 mm,而采用游标卡尺测得该时期肿瘤块的长径分别为:14.5、11.3 和 6.87 mm。由此可见,两组数据基本一致,说明本次手工测量小鼠肿瘤尺寸是可行的,人为误差小,测量结果准确可靠。

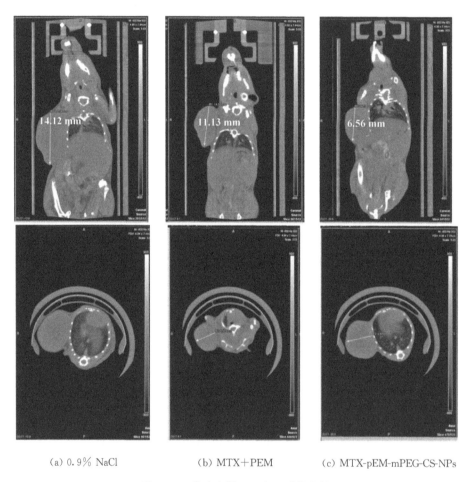

(a) 0.9% NaCl   (b) MTX+PEM   (c) MTX-pEM-mPEG-CS-NPs

图 4-14 荷瘤小鼠 PET/CT 成像照片

给药第 25 d,通过颈椎脱臼法处死小鼠,取出肿瘤组织,进行称重和体积测量得到的实体瘤组织块照片及瘤重数据如图 4-15 和表 4-2 所示。从表中可知,0.9% NaCl 组、MTX+PEM 组和 MTX-PEM-mPEG-CS-NPs 组最后瘤重分别为(3.05±0.83)g、(1.39±0.30)g 和(0.59±0.06)g。MTX+PEM 组的抑瘤率为(54.42±2.95)%,MTX-PEM-mPEG-CS-NPs 组的抑瘤率为(80.66±1.99)%,瘤重减少和抑瘤率的增加均有统计学意义。这进一步验证了 MTX-PEM-mPEG-CS-NPs 具有体内靶向抗肿瘤疗效,MTX 和 PEM 双载药具有协同增效作用。

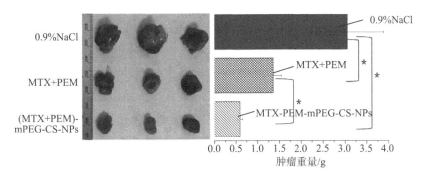

图 4-15　实体瘤组织块照片及瘤重情况

表 4-2　双载药纳米系统的抑瘤率

纳米药物	小鼠个数(起始/结束)	肿瘤重量/g	肿瘤抑制率/%
0.9% NaCl	3/3	3.05±0.83	—
MTX+PEM	3/3	1.39±0.30	54.42±2.95
MTX-PEM-mPEG-CS-NPs	3/3	0.59±0.06	80.66±1.99

图 4-12 为小鼠荷肺癌 A549 细胞 40 d 后,0.9% NaCl (A)、MTX+PEM (B)、MTX-PEM-mPEG-CS-NPs (C)组的肿瘤组织显微镜照片。从图中可见,肿瘤组织管壁缺失,不规则、内皮细胞连接间隙宽大,细胞大小不一,形态也不规则,核与胞浆比例增大,核大且染色质不均匀,细胞生长迅速,呈浸润性生长,侵犯与破坏邻近组织,形态结构与周围的正常细胞不同,近似胚胎发育期的未成熟细胞。从图 4-15 0.9% NaCl 空白对照组的肿瘤块也可以清晰看到丰富的肿瘤血管组织。本实验构成的肺癌模型具备了实体瘤组织的高通透性和滞留效应[30-33],即 EPR 效应,该病理结构特点使得大分子抗肿瘤体系 MTX-PEM-mPEG-CS-NPs 对实体瘤具有被动靶向性,给药后,药物主要靶向到肿瘤组织中;而 MTX+PEM 等小分子抗肿瘤药可以自由通过正常组织及肿瘤组织的血管壁,对正常组织与肿瘤组织没有选择性,在两种组织中的分布相同,所以 MTX+PEM 选择性低、毒副作用较强,不具备被动靶向作用。MTX-PEM-mPEG-CS-NPs 相对分子量在 4×10^4 以上,可以利用 EPR 效应产生肿瘤被动靶向作用,与主动靶向作用相协同,增加抗肿瘤疗效。小鼠体内抗肿瘤实验证明了本实验构建的双载药纳米体系具有主动靶向和被动靶向作用,双药联合能起到协同增效减少副作用。

下面采用 CCK-8 进行药物敏感性实验。各实验组药物对 A549 细胞作用 24、48 及 72 h 后,不管是纯药还是载药体系,MTX 和 PEM 的联合应用比单药对 A549 细胞生长和增殖的抑制更强,说明 MTX 和 PEM 具有协同抗肿瘤作用。mPEG-CS-NPs、游离 MTX、游离 PEM、MTX+PEM、MTX-mPEG-CS-NPs、PEM-mPEG-CS-NPs 和 MTX-PEM-mPEG-CS-NPs 对 A549 细胞作用 272 h 后的 IC50 分别为 4.78、25.64、8.81、1.56、11.65 和 0.76 μg/mL,表明载药纳米体系比同剂量下的纯药对 A549 肺癌细胞的凋亡诱导能力更强,MTX 和 PEM 联合应用,会产生协同抗肿瘤作用,进一步说明了双载药纳米体系具有

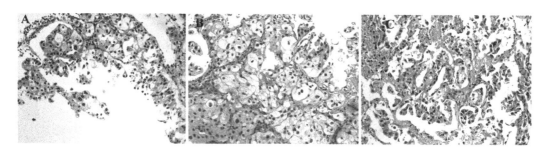

图 4-16 小鼠荷肺癌 A549 40 d 后肿瘤组织显微镜照片,0.9% NaCl (A),MTX+PEM (B),MTX-PEM-mPEG-CS-NPs (C)

较好的体外抗肿瘤疗效。A549 细胞暴露于 mPEG-CS-NPs 组 24 h、48 h、72 h 后,其增殖和生长均未受到影响,说明 mPEG-CS-NPs 载体无毒并具有良好的生物相容性。

采用流式细胞进行的细胞凋亡实验表明,在相同药物浓度下,0.9% NaCl、MTX+PEM、mPEG-CS-NPs、MTX-mPEG-CS-NPs、PEM-mPEG-CS-NPs 和 MTX-PEM-mPEG-CS-NPs 作用于 A549 细胞 24 h 后 G_{mean} 分别为 0.88 ± 0.011、1.26 ± 0.021、1.12 ± 0.016、1.44 ± 0.013、1.83 ± 0.025 和 1.88 ± 0.016,再一次证明了双药联合的协同抗肿瘤作用,MTX-mPEG-CS-NPs 体系中偶联 PEM 使体系抗肿瘤靶点增加,扩大了单载药的抗瘤谱,使两种药物产生了协同抗肿瘤作用。

小鼠中晚期肺癌体内抗肿瘤疗效结果表明,MTX-PEM-mPEG-CS-NPs 双载药纳米药物明显会抑制小鼠肿瘤的增殖,副作用小。0.9% NaCl 组、MTX+PEM 组和 MTX-PEM-mPEG-CS-NPs 组瘤重分别为 (3.05 ± 0.83)、(1.39 ± 0.30) 和 (0.59 ± 0.06) g。MTX+PEM 组和 MTX-PEM-mPEG-CS-NPs 组的抑瘤率分别为 $(54.42\pm2.95)\%$ 和 $(80.66\pm1.99)\%$,这进一步验证了 MTX-PEM-mPEG-CS-NPs 具有体内靶向抗肿瘤疗效,MTX 和 PEM 双载药具有协同增效作用。

由此可见,本实验所制备的多靶点抗肿瘤纳米药物(MTX-PEM-mPEG-CS-NPs)对小鼠肺癌具有明显抑制作用,所构建的双载药纳米体系具有主动靶向和被动靶向作用,双药联合起到协同增效减少副作用。

参考文献

[1] Chen J, Huang L Q, Lai H X, et al. Methotrexate-loaded PEGylated chitosan nanoparticles:synthesis, characterization and in vitro and in vivo anti-tumoral activity[J]. Molecular Pharmaceutics, 2014,11(7):2213-2223.

[2] Zhao P, Wang H, Yu M, et al. Paclitaxel loaded folic acid targeted nanoparticles of mixed lipid-shell and polymer-core:In vitro and in vivo evaluation[J]. European Journal of Pharmaceutics and Biopharmaceutics,2012,81(2):248-256.

[3] Vandana M, Sahoo S K. Long circulation and cytotoxicity of PEGylated gemcitabine and its potential for the treatment of pancreatic cancer[J]. Biomaterials,2010,31(35):9340-9356.

[4] Shen J, Song G, An M, et al. The use of hollow mesoporous silica nanospheres to encapsulate

bortezomib and improve efficacy for non-small cell lung cancer therapy[J]. Biomaterials, 2014, 35 (1): 316-326.

[5] Min T, Ye H, Zhang P, et al. Water-Soluble Poly(ethylene glycol) Prodrug of Pemetrexed: Synthesis, Characterization, and Preliminary Cytotoxicity[J]. Journal of Applied Polymer Science, 2009, 111(1): 444-451.

[6] Min T, Yi B X, Zhang P, et al. Novel furoxan NO-donor pemetrexed derivatives: design, synthesis, and preliminary biological evaluation[J]. Medicinal Chemistry Research, 2009, 18 (7): 495-510.

[7] Watanabe K, Kaneko M, Maitani Y. Functional coating of liposomes using a folate-polymer conjugate to target folate receptors[J]. International journal of nanomedicine, 2012, 7: 3679-3688.

[8] Asadishad B, Vossoughi M, Alemzadeh I. Folate-receptor-targeted delivery of doxorubicin using polyethylene glycol-functionalized gold nanoparticles[J]. Industrial & Engineering Chemistry Research, 2010, 49(4): 1958-1963.

[9] Yoo H S, Park T G. Folate-receptor-targeted delivery of doxorubicin nano-aggregates stabilized by doxorubicin-PEG-folate conjugate[J]. Journal of Controlled Release, 2004, 100(2): 247-256.

[10] Setua S, Menon D, Asok A, et al. Folate receptor targeted, rare-earth oxide nanocrystals for bimodal fluorescence and magnetic imaging of cancer cells[J]. Biomaterials, 2010, 31(4): 714-729.

[11] Stella B, Arpicco S, Peracchia M T, et al. Design of folic acid-conjugated nanoparticles for drug targeting[J]. Journal of Pharmaceutical Sciences, 2000, 89(11): 1452-1464.

[12] Kim C, Gao Y T, Xiang Y B, et al. Home kitchen ventilation, cooking fuels, and lung cancer risk in a prospective cohort of never smoking women in Shanghai, China[J]. International Journal of Cancer, 2015, 136(3): 632-638.

[13] Shi Y, Xing P, Fan Y, et al. Current small cell lung cancer treatment in China[J]. Thoracic Cancer, 2015,6(3);223-238.

[14] D'antonio C, Milano A, Righini R, et al. Pharmacogenomics in lung cancer chemotherapy: A review of what the oncologist should know[J]. Anticancer Research, 2014, 34(10): 5241-5250.

[15] Tsao A S, Harun N, Lee J J, et al. Phase I trial of cisplatin, pemetrexed, and imatinib mesylate in chemonaive patients with unresectable malignant pleural mesothelioma[J]. Clinical Lung Cancer, 2014, 15(3): 197-201.

[16] Hanauske A R, Chen V, Paoletti P, et al. Pemetrexed disodium: a novel antifolate clinically active against multiple solid tumors[J]. The Oncologist, 2001, 6(4): 363-373.

[17] Scagliotti G, Hanna N, Fossella F, et al. The differential efficacy of pemetrexed according to NSCLC histology: a review of two Phase Ⅲ studies[J]. The oncologist, 2009, 14(3): 253-263.

[18] Scagliotti G V, Parikh P, Von-Pawel J, et al. Phase Ⅲ study comparing cisplatin plus gemcitabine with cisplatin plus pemetrexed in chemotherapy-naive patients with advanced-stage non-small-cell lung cancer[J]. Journal of Clinical Oncology, 2008, 26(21): 3543-3551.

[19] Choi J, Kim H Y, Ju E J, et al. Use of macrophages to deliver therapeutic and imaging contrast agents to tumors[J]. Biomaterials, 2012, 33(16): 4195-4203.

[20] Gao W, Xiang B, Meng T T, et al. Chemotherapeutic drug delivery to cancer cells using a combination of folate targeting and tumor microenvironment-sensitive polypeptides[J]. Biomaterials,

2013，34(16)：4137-4149.

[21] Khan Z A，Tripathi R，Mishra B. Methotrexate：a detailed review on drug delivery and clinical aspects[J]. Expert Opinion on Drug Delivery，2012，9(2)：151-169.

[22] Eismann U，Oberschmidt O，Ehnert M，et al. Pemetrexed：mRNA expression of the target genes TS，GARFT and DHFR correlates with the in vitro chemosensitivity of human solid tumors[J]. International Journal of Clinical Pharmacology and Therapeutics，2005，43(12)：567-569.

[23] Fleige E，Quadir M A，Haag R. Stimuli-responsive polymeric nanocarriers for the controlled transport of active compounds：concepts and applications[J]. Advanced Drug Delivery Reviews，2012，64(9)：866-884.

[24] Sawant R R，Torchilin V P. Multifunctional nanocarriers and intracellular drug delivery[J]. Current Opinion in Solid State & Materials Science，2012，16(6)：269-275.

[25] Torchilin V P. Multifunctional nanocarriers[J]. Advanced Drug Delivery Reviews，2012，64：302-315.

[26] Jin Y H，Hu H Y，Qiao M X，et al. pH-sensitive chitosan-derived nanoparticles as doxorubicin carriers for effective anti-tumor activity：preparation and in vitro evaluation[J]. Colloids and Surfaces B-Biointerfaces，2012，94：184-191.

[27] Manchun S，Dass C R，Sriamornsak P. Targeted therapy for cancer using pH-responsive nanocarrier systems[J]. Life Sciences，2012，90(11-12)：381-387.

[28] Agnihotri S A，Mallikarjuna N N，Aminabhavi T M. Recent advances on chitosan-based micro- and nanoparticles in drug delivery[J]. Journal of Controlled Release，2004，100(1)：5-28.

[29] Sebaugh J. Guidelines for accurate EC50/IC50 estimation[J]. Pharmaceutical Statistics，2011，10(2)：128-134.

[30] Fang J，Nakamura H，Maeda H. The EPR effect：Unique features of tumor blood vessels for drug delivery，factors involved，and limitations and augmentation of the effect[J]. Advanced Drug Delivery Reviews，2011，63(3)：136-151.

[31] Maeda H. Tumor-selective delivery of macromolecular drugs via the EPR effect：background and future prospects[J]. Bioconjugate Chemistry，2010，21(5)：797-802.

[32] Greish K . Enhanced Permeability and Retention (EPR) Effect for Anticancer Nanomedicine Drug Targeting[J]. Methods in Molecular Biology，2010，624：25-37

[33] Danhier F，Feron O，Préat V. To exploit the tumor microenvironment：passive and active tumor targeting of nanocarriers for anti-cancer drug delivery[J]. Journal of Controlled Release，2010，148(2)：135-146.

5 双载药隐形纳米系统协同抗肺癌作用

5.1 引言

癌症是全球主要的公共卫生问题,而肺癌是目前死亡率最高的癌症[1]。大多数肺癌(57%)不能在早期诊断出来,原因是这一时期病人通常没有症状。小细胞肺癌(SCLC)的5年生存率为7%,非小细胞肺癌(NSCLC)的5年生存率为21%[2]。大多数 SCLC 和ⅢB/Ⅳ期 NSCLC 患者都会接受化疗。然而,化疗并不能根治转移性肺癌,只能缓解症状或延长生命数周[3]。临床实践表明化疗效果仍不尽如人意,原因包括肿瘤组织细胞内药物摄取不足、化疗药物的非特异性靶点浓度,且化疗会带来严重的全身毒性,甚至会使病人出现耐药细胞株[4]。靶向疗法是治疗有明确改变[如表皮生长因子受体(EGFR)突变和无性淋巴瘤激酶(ALK)易位]的腺癌的标准疗法,但对 SCLC 无明显疗效。此外,针对免疫检查点阻断的免疫疗法药物已被批准用于开发针对 NSCLC 的个性化免疫疗法[5]。

然而,表皮生长因子受体抑制剂可能会产生副作用,包括使病人产生严重的痤疮样皮疹和血液毒性[6]。用于肺癌治疗的免疫治疗药物可能会带来多种免疫介导的毒性,引发各种疾病,如结肠炎、肾炎、肺炎和内分泌病等[2]。特别需要指出的是,由于癌症的复杂性,使用单一抗癌药物治疗肺癌很难取得成功,抗癌药物的耐药性是化疗失败的主要原因[7-9]。因此,开发治疗肺癌的新型给药系统迫在眉睫。

培美曲塞(PEM)是一种结构新颖的多靶点抗叶酸药,可用于肺癌和恶性胸膜间皮瘤的治疗[10-11],且对胸腺嘧啶合成酶(TS)有很强的抑制作用。此外,它还能明显抑制其他需要叶酸的酶,如甘氨酰胺核糖核苷酸甲酰转移酶(GARFT)、二氢叶酸还原酶(DHFR)和氨基咪唑羧酰胺核糖核苷酸甲酰转移酶(AICARFT)[12]。PEM 是一种亲水分子,被动扩散非常有限,因为它带有两个负电荷,这两个负电荷是在生理 pH 下由分子中的谷氨酸分子产生的。此外,由于 PEM 分子量较小,给药后会很快从肿瘤组织进入血液循环而被消除[13]。最近,人们致力于开发新型 PEM 给药系统,以达到预期的治疗效果,如纳米粒子[14]、原药[15]和脂质体[13]给药系统。然而,多靶点和自靶向性协同抗肿瘤作用的共给药纳米载体尚未见报道。甲氨蝶呤(MTX)是传统的肿瘤治疗化疗药物。它的主要机制是抑制 DHFR 和叶酸受体(FR)的结合。FR 是肿瘤细胞膜表面过表达的生物标志物[16]。许多甲氨蝶呤的靶向方法已被用于减少不良反应、提高生物利用度和最大限度地提高治疗效果[17-20]。早期研究表明,MTX 介导的纳米粒药物传递系统将是主要的靶向抗癌化疗制剂[21-24]。

在动物模型中,纳米粒子为改变化疗药物的药代动力学特征、提高治疗指数、减少脱靶毒性和获得最佳协同抗肿瘤疗效提供了机会。尽管临床前研究取得了令人满意的成果,但在临床试验中,单药纳米药物在提高传统化疗反应率方面仍未取得成功[25-26]。近几年的研究[27-28]正致力于利用纳米载体高效递送多种化疗药物,以促进靶区融合并控制释放特性[29]。壳聚糖(CS)无毒性,具有生物可降解性和良好的生物相容性。此外,它还可以很容易地被制备成纳米粒子的形式用于给药[30]。经 PEG 修饰的隐形纳米粒子可延长抗癌药物的循环时间并改善其生物分布[31],通过增强渗透性和滞留性(EPR)效应,在肿瘤中蓄积更多药物,为抗肿瘤纳米药物研究提供新的途径。

5.2　双载药隐形纳米系统制备及细胞和动物试验

5.2.1　隐形纳米药物研究思路

研究表明,通过聚乙二醇化纳米载体构建靶向 MTX 和 PEM(其中 MTX 既是一种靶向配体,也是化疗药物)在小鼠肺癌模型中具有良好的协同抗癌效果[32-33]。人类叶酸受体(FRs)通过内吞作用转运 MTX,被认为是新型抗叶酸盐特异性转运到肿瘤的靶点,图 5-1 所示为隐形纳米药物研究方案示意图。此外,研究双化疗隐形药物负载纳米粒子在体内和体外协同抗肿瘤效果,对新型抗肿瘤药物具有重要现实意义。

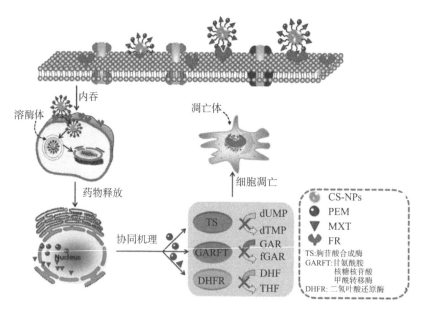

图 5-1　MTX 和 PEM 双载药 PCNPS 在靶肿瘤细胞中主动靶向示意图

5.2.2　双载药纳米系统使用材料及合成

原材料　PEM 由阿拉丁公司(中国)提供,MTX 由 BBI(美国)提供。分子量(MW)

为 75 kDa、脱乙酰度为 95％的 CS 由浙江奥兴生物有限公司（中国）提供，CCK-8 由日本 Dojindo 实验室提供。胎牛血清（FBS）、胰蛋白酶、RPMI-1640 培养基和杜氏改良老鹰培养基（DMEM）由美国 Gibco 公司提供。其他试剂均为分析或 HPLC 级，无需额外处理即可直接使用。

癌细胞和小鼠动物 Lewis 小鼠肺癌（LLC）细胞株和人肺泡上皮细胞株（A549）由美国类型培养物保藏中心（American Type Culture Collection，ATCC）提供。LLC 细胞株用 DMEM 培养基培养，A549 细胞株用 RPMI-1640 培养基培养，添加 10％ FBS、青霉素（100 U/mL）、链霉素（100 mg/mL）、0.1 mM 非必需氨基酸、2 mM 谷氨酰胺和 1 mM 丙酮酸钠，培养条件为 37℃ 和 5％ CO_2。

所使用的动物是 4 周龄 C57BL/6 小鼠（18～20 g），购自实验动物中心（上海）。所有涉及实验动物的程序都得到了厦门大学动物研究委员会的批准，并符合实验动物的护理和使用指南。

隐形纳米载体的合成 本书所用隐形纳米载体合成方法与厦门大学课题组之前报道[21]一致（见本书第三章和第四章），并通过正交实验进行了优化。简言之，在催化剂 N-（3-二甲基氨基丙基）- N′-乙基碳二亚胺（EDC）盐酸盐的条件下，将 2.5 mL PEM 溶液（5 mg/mL）加入 1 mL PCNPs（10 mg/mL）中，在室温 pH 4.9 条件下，磁性搅拌 4 h，得到 PEM-PCNPs（无色）。然后，在 10℃、15 000 r/min 转速下离心 20 min，用去离子水透析，冻干 24 h。

同样，黄色的 MTX-PEM-PCNPs 可以用上述相同的方法制备，MTX 和 PEM 的质量比为 1：1。

纳米材料表征 傅里叶变换红外（FTIR）检测采用 Nicolet AVATR 360 光谱仪（Nicolet，美国）进行，扫描范围在 4 000～500 cm^{-1}。用溴化钾微球测定样品的红外吸收光谱。

用 JEM-2100（JEOL，日本）在 200 kV 下对 MTX-PEM-PCNPs 进行形态分析。简而言之，将样品沉积在碳栅上，用滤纸吸干，用红外灯干燥后，将带有碳网格的样品置于 TEM 中，观察 MTX-PEM-PCNPs 的形貌。

采用 Marvent Nano ZS（Marvent，英国）动态光散射（DLS）测定载药 PCNPs 的平均流体力直径和多分散指数（PDI）。样品在蒸馏水中适当稀释，然后在 25℃ 进行测试，每次测量 3 组，每组 10 次。

使用 Marvent Nano ZS（英国 Marvent 公司）测定电泳迁移率，评估药物负载 PCNPs 的 Zeta 电位（ZP）。测量在 25℃ 的超纯水中进行，每组 20 次。

5.2.3 共载隐形纳米系统载药及体外释放

包封率和载药量 采用 Waters 1525（美国 Waters 公司）的反相高效液相色谱（RP-HPLC）系统分析 PEG 化纳米载体中 MTX 和 PEM 的含量，该检测系统采用 C18 色谱柱（39 mm×300 mm），工作条件为 25℃，配备 Waters 24897 紫外/可见检测器（美国 Water 公司）。MTX 和 PEM 的检测波长分别为 303 nm 和 239 nm。MTX 的流动相为 0.1％甲

酸溶液/乙腈(15：85 V/V),流速为 1 mL/min,PEM 的流动相为相同流速 0.1%磷酸
(pH 为 3.0)/乙腈(85：15,V/V)。用标准曲线的峰面积来测量其含量。实验重复 3 次,
进样量为 20 μL。负载 MTX 和 PEM 的 PCNPs 药物负载能力(LC%)和包封率(EE%)
由之前报道的公式计算得出[21]。

体外释放 为了模拟机体和肿瘤微环境的生物学状态,我们研究了在生理温度
37℃、pH 为 6.5 和 7.4 的 PBS 中,144 h 内 MTX 和 PEM 从双给药纳米系统中的释放情
况。将每份 MTX-PEM-PCNPs(5 mg/mL)放入一个透析袋中(截留分子量=3 kDa)。然
后,将样品悬浮于 100 mL PBS 中,在 37℃以下以 100 r/min 轻轻摇动。然后,用上述 RP-
HPLC 法测定预定时间间隔内 MTX 和 PEM 的浓度,并按式(5-1)计算:

$$CR(\%) = \frac{M_t}{M_i} \times 100 \tag{5-1}$$

式中,CR 为累积释放百分比,M_t 指 t 时间从纳米系统累积释放量,M_i 为初始载药量。

5.2.4　细胞试验及动物抗肿瘤作用

A549 细胞株对纳米粒细胞摄取 为了检测 A549 细胞株对 NPs 的细胞摄取能力,将
1 mL(1×10^5 mL)细胞接种到 4 孔盖玻璃中,培养 12 h 附着。然后,将细胞与 FITC 标记
的 MTX+PEM, PCNPs, MTX-PCNPs, PEM-PCNPs 和 MTX-PEM-PCNPs 孵育 24 h。
随后,用 PBS 洗涤,4%多聚甲醛固定 20 min,4,6-二氨基-2-苯林多尔(DAPI,
10 $\mu g/mL$)孵育 5 min 后,作为细胞核的标记物,通过激光扫描共聚焦显微镜(CLSM,
Leica TCS SP5,德国)直接观察 NPs 的胞内定位。DAPI 的激发波长分别为 364 nm 和
461 nm,FITC 的激发波长和发射波长分别为 488 nm 和 518 nm。

CCK-8 检测 采用细胞计数试剂盒-8(CCK-8)法在 A549 细胞中评估载药纳米粒
子的定量细胞活力。简单地说,4×10^3 细胞被播种在 96 孔板(每组三孔),培养 24 h 使其
附着,然后分别添加入浓度为 0.05、0.5、5、50 和 500 $\mu g/mL$ 的 PCNPs、MTX、PEM、
MTX+PEM、MTX-PCNPs、PEM-PCNPs 和 MTX-PEM-PCNPs,孵育 24、48 和 72 h。然
后,加入 CCK-8(每孔 10 μL),37℃、5% CO_2 进一步孵育 1 h。用酶标仪测定 450 nm 处的
光密度(OD)。抑制浓度为 50%(半抑制浓度)的细胞抑制率,按式(5-2)方法计算:

$$细胞抑制率(\%) = \frac{OD_{control} - OD_{test}}{OD_{control} - OD_{blank}} \times 100 \tag{5-2}$$

采用组合指数(CI)法和基于 Chou-Talalay 方程的中值效应原理[32]进一步检验协同
效应。

流式细胞术分析细胞周期 将 A549 细胞(2×10^5 孔)接种到 6 孔板中,分别用对照、
MTX+PEM、PCNPs、MTX-PCNPs、PEM-PCNPs 和 MTX-PEM-PCNPs 处理 48 h。然
后,细胞离心,冷 PBS 洗涤 2 次,70%预冷乙醇在-20℃固定过夜。再次用冷 PBS 洗涤细
胞,PI($\mu g/mL$)固定、RNase A(100$\mu g/mL$)、0.2% Triton-X 在 4℃避光 30 min。最后,用
流式细胞仪(FCM, Beckman, USA)检测染色细胞。细胞群分类用 ModFit LT Mac 3.3

软件(BD Biosciences，USA)对 sub-G1(G0)、G1、S 和 G2/M 期的 DNA 含量进行分析。

体内抗肿瘤活性 将 LLC 细胞皮下接种到 C57BL/6 小鼠体内(每只小鼠 $1.08×10^7$ 个细胞)，肿瘤体积按式(5-3)和(5-4)测量：

$$抑瘤率(\%) = \left(1 - \frac{治疗组平均重量}{对照组平均重量}\right) × 100 \tag{5-3}$$

$$肿瘤体积(mm^3) = \frac{长度×宽度^2}{2} \tag{5-4}$$

当小鼠的肿瘤体积约为 25 mm^3 时，将小鼠随机分为 5 组(每组 6 只)(接种后 14 d)，于 0、3、7、14、21 d 尾静脉注射 200 mL NS、MTX+PEM、PEM-PCNPs、PEM-PEM-PEM-PCNPs 4 mg/kg(PEM 等效剂量)。同时，在整个治疗期间，每 5 d 测量一次每只小鼠的肿瘤体积和体重。第一次给药后 25 d 处死小鼠。最后，切除肿块，称重并拍照。

对于组织病理学分析，肿瘤组织用 4% 多聚甲醛固定，石蜡包埋，切成 5 μm 大小的切片。然后，用苏木精和伊红染色(H&E)染色，并用配备 Axio Cam MRC Zeiss 相机的 Axio Vert A1 蔡司显微镜(Zeiss，Germany)观察。

统计分析 结果以平均值±标准差(SD)表示。采用 SPSS 软件(Chicago，USA)进行单因素方差分析(ANOVA)。概率(p)值<0.05 表示结果存在显著性差异。

5.3 双载药隐形纳米系统协同抗肺癌作用

5.3.1 纳米药物的合成与表征

为了优化纳米载体的工艺参数，我们采用了正交实验。考虑了 CS 与三聚磷酸钠(STPP)溶液的质量比、pH、反应温度、STPP 滴加速度等可能是影响 NPs 的大小和 ZP 的重要因素。粒径过大可能会影响实体肿瘤的 EPR 效应[34]和 NPs 的主动靶向[8]。ZP 代表了对纳米粒子表面电荷的测量，显示了胶体系统的物理稳定性[35]。然后，我们得出 NPs 的优化条件为 CS 与三聚磷酸钠质量分数比＝5∶1、pH 4.0、STPP 滴加速度为 1 mL/min、反应温度为 10℃。图 5-2 所示为通过聚乙二醇化共聚物共传递 MTX 和 PEM 的合成途径。

用 FTIR 对聚合物的化学结构进行表征，图 5-3 为双载药纳米粒子红外光谱图，图中分别显示了 MTX-PCNPs、PEM 和 MTX-PEM-PCNPs 在 500～4 000 cm^{-1} 区域的傅里叶变换红外光谱。图中用箭头标出了不同制剂的一些特征峰。MTX-PCNPs 光谱在 2 888、1 659 和 1 606 cm^{-1} 处具有特征性的红外吸收峰，而 3 468 cm^{-1}(amide N-H stretch)变得更宽，这与我们之前的报道一致[21]。游离 PEM 的峰值显示在 3 442 cm^{-1} (νN—H，νO—H)、1 678 (νC＝O) cm^{-1}、1 570 cm^{-1} (νpyrrole)和 1 623 cm^{-1} (δN—H) 处。从图 5-3 中可以看出，与 MTX-PCNPs 的 FTIR 光谱相比，MTX-PEM-PCNPs 的光谱在 1 569 cm^{-1} 处有了一个新的吸收峰(νpyrrole of PEM)。此外，3 470 cm^{-1} (amide

N-H stretch)、2 901 cm^{-1}(mPEG typical signals)和 1 660 cm^{-1}(amide I band)变得更宽且有左移,表明 MTX 和 PEM 与 PCNPs 的化学结合。

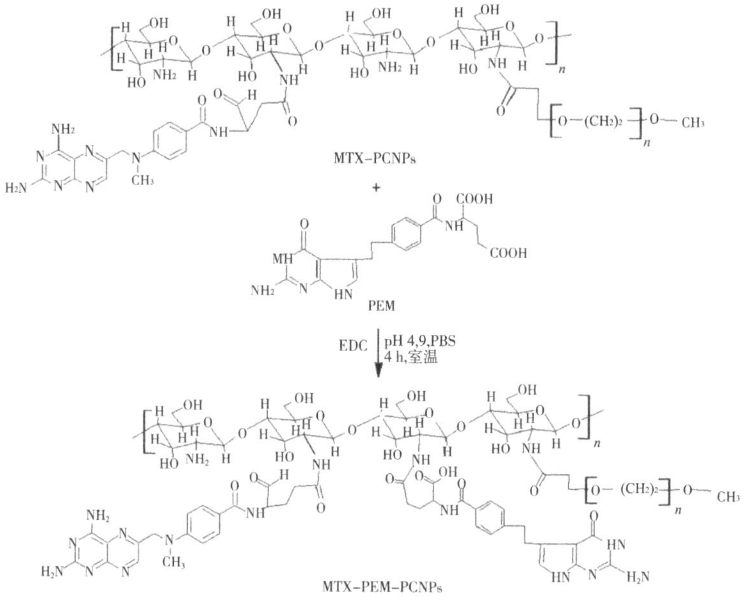

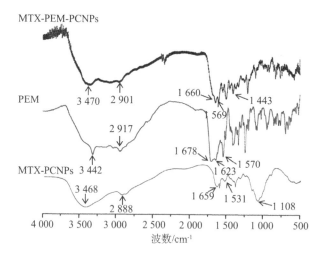

图 5-2　MTX-PEM－PCNPs 制备过程

图 5-3　双载药纳米粒子红外光谱图

利用透射电镜观察 MTX-PEM-PCNPs 的形貌,如图 5-4 所示。图 5-4(a)表明,其粒径约为 80 nm,呈亚球状。在进行体内研究之前,药物负载 PCNPs 必须充分分散,以确保剂量均匀,这一点至关重要。由于 CS 具有黏性[36],我们采用了正交优化实验,获得了 PDI 较小的平均尺寸。此外,用含 10%胎牛血清的 RPMI-1640 作为溶剂,重新溶解干燥 PCNPs。

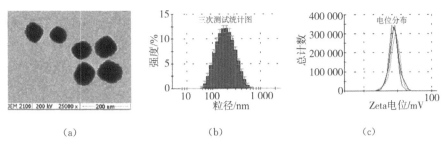

图 5-4　MTX-PEM-PCNPs 透射电子显微镜图像和粒径分布图

以 DLS 测定纳米粒子平均水化粒径和表面电荷,不同纳米粒子的粒径、Zeta 电位、PDI、载药量和包封率如图 5-5 所示。在 PCNPs 中引入 MTX 和 PEM 后,最终粒子的直径约为 176 nm,尺寸分布较窄(多分散系数 PDI 为 0.109±0.034),其表面正电荷约为 47 mV(所制备的纳米粒径差异很大,从 2 nm 到 200 nm 不等。需要指出的是,粒径和 Zeta 电位是 PCNPs 成功递送有效载荷的两个重要特征[35]。此外,低 PDI 的颗粒分散尺寸狭窄,没有发现大的聚集体。值得注意的是,透射电镜成像显示,大多数粒子都是亚球状单分散,粒径约 80 nm,如图 5-4(a)所示。透射电镜测量的粒径远小于 DLS(176 nm)的结果。然而,这种显著的差异是可以预测到的。DLS 测量的尺寸代表了水动力粒径,包括水动力和动态的影响。然而,透射电镜只显示了粒子的核心大小[37]。

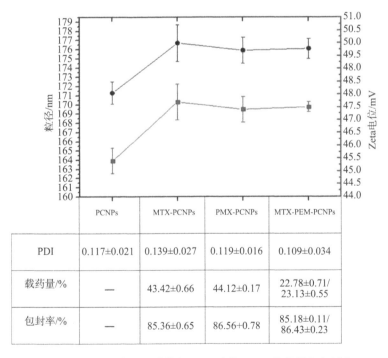

	PCNPs	MTX-PCNPs	PMX-PCNPs	MTX-PEM-PCNPs
PDI	0.117±0.021	0.139±0.027	0.119±0.016	0.109±0.034
载药量/%	—	43.42±0.66	44.12±0.17	22.78±0.71/23.13±0.55
包封率/%	—	85.36±0.65	86.56+0.78	85.18±0.11/86.43±0.23

图 5-5　不同纳米粒子的粒径、Zeta 电位、PDI、载药量和包封率

在 EDC 存在的情况下,MTX/PEM 的羧基被偶联到 PCNPs 的残余氨基上(见图 5-2)。

载药 PCNPs 的 MTX 载药含量(LC)为(22.78±0.71)%,PEM 载药量为(23.13±0.55)%。一方面,PCNPs 的高载药含量可以增强 MTX 和 PEM 的协同抗肿瘤作用。另一方面,它可以增强 MTX 的肿瘤靶向性。

5.3.2 隐形纳米药物体外释放

采用透析法进行体外药物释放行为分析。图 5-6 所示为纳米载体中 MTX[图 5-6(a)]和 PEM[图 5-6(b)],游离药物 MTX[图 5-6(c)]和 PEM[图 5-6(d)]在 pH 6.5 和 pH 7.4 条件下的释药情况,PBS 温度为 37℃。确定最佳 pH 水平,以模拟肿瘤微环境(pH 6.5)和生理条件(pH 7.4)。与游离 MTX 和 PEM 的释放过程相比,MTX-PEM-PC-NPs 具有明显的缓释模式,具有 pH 依赖的特征。MTX/PEM 在 2 h 内几乎完全从游离的 MTX/PEM 溶液中释放出来(99%),证实了该方法满足漏槽条件的要求。然而,只有大约 6% 的 MTX/PEM 同时从 MTX-PEM-PCNPs 中释放出来,这可能是由于酰胺键的水解速度缓慢所致。此外,酰胺水解对 pH 有依赖性,pH 6.5 时 PCNPS 的双药物释放低于 pH 7.4 时。酰胺键具有较高的酶稳定性,是常用的连接方式[38]。

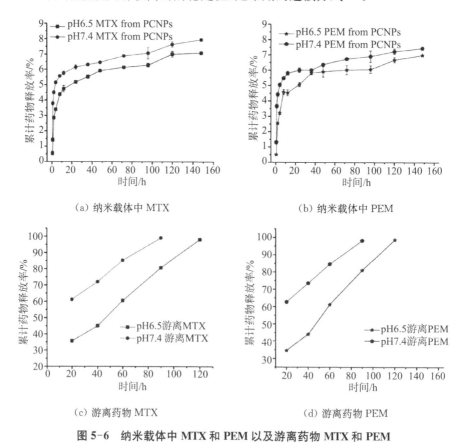

(a) 纳米载体中 MTX

(b) 纳米载体中 PEM

(c) 游离药物 MTX

(d) 游离药物 PEM

**图 5-6　纳米载体中 MTX 和 PEM 以及游离药物 MTX 和 PEM
在 pH 6.5 和 7.4 条件下的释药情况(37℃, n=3)**

靶组织和非靶组织的细胞内 pH 值和酶存在差异。由于这些生理和生化上的差异,我们可以采用很多策略来开发靶标特异性释放剂[38]。此外,PEG 在缓冲溶液中具有高链迁移率和大排除体积,可阻止药物从纳米载体中释放[21,39-41]。更重要的是,无论生理条件或肿瘤微环境如何,MTX-PEM-PCNPs 都具有药物持续释放的特征,这是该给药系统的一个显著优势。

5.3.3 隐形纳米药物的细胞试验

细胞摄取 我们在 A549 细胞中进行了 MTX＋PEM、PCNPs、MTX-PCNPs、PEM-PCNPs 和 MTX-PEM-PCNPs 的细胞内摄取行为试验。通过 CLSM 评价 FITC 标记的不同制剂的细胞定位。在临床应用方面,合理设计的给药系统不仅应具有体外持续的药物释放,还应具有暴露于肿瘤组织时有效的细胞内摄取能力,图 5-7 所示为各种药物的细胞摄取荧光照片。从图 5-7 中可以看出,MTX＋PEM 组几乎没有出现任何荧光信号,这表明在没有纳米载体(PCNPs)的情况下,肿瘤细胞可以快速排出游离药物。药物装载于纳米载体后,其分布取决于其载体的理化特性。此外,细胞对 NPs 的摄取取决于载体的大小和疏水性。一般来说,100～200 nm 粒子可以通过受体介导的内吞作用进入细胞,而超过 200 nm 的粒子可以通过吞噬作用进入细胞[42]。因此,176 nm 的载药 PCNPs 在细胞摄取方面具有良好的特性。此外,MTX-PCNPs 和 PEM-PCNPs 之间的荧光强度相当,略强于 PCNPs。这可能意味着 PEM 的修饰也提高了细胞的摄取效果。MTX 作为叶酸的结构类似物,可以利用叶酸内流转运体进入肿瘤细胞[12]。值得注意的是,MTX-PEM-PC-NPs 组中 A549 细胞的绿色荧光信号在细胞核周围(蓝色)更强。在 PCNPs 存在的情况下,PEM 通过受体介导的内吞作用与 FR(1 nM)显示出高亲和力[11]。MTX 可通过受体/配体复合物介导的内吞作用被诱导内化。此外,与单一药物相比,药物联合治疗可以克服肿瘤细胞的耐药性。可以推测,MTX 和 PEM 负载的 PCNPs 在细胞摄取中具有协同作用。

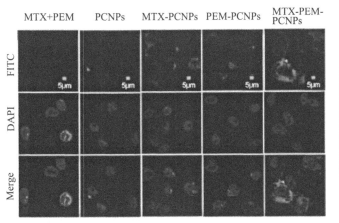

图 5-7　各种药物的细胞摄取荧光照片

细胞活力测定 将 A549 细胞于不同浓度的 PCNPs、游离 MTX、游离 PEM、MTX＋PEM、MTX-PCNPs、PEM-PCNPs 和 MTX-PEM-PCNPs 中暴露 24、48、72 h。值得一提

的是,在研究期间,PCNP 在所调查的浓度范围内几乎不影响 A549 的活力,表明该药物载体本身对 A549 细胞无毒,且具有良好的生物相容性。与 PCNPs 组相比,MTX-PEM-PC-NPs 以剂量依赖的方式降低了 A549 的增殖,图 5-8 所示为细胞活力变化曲线。如图 5-8(a)所示,培养 24 h 后,与相同剂量的载药纳米粒子组相比,游离给药组检测到的细胞更少。培养 48 h 后[图 5-8(b)],游离药组对细胞增殖的抑制作用略弱于载药纳米粒组。然而,培养 72 h 后情况发生了逆转[图 5-8(c)],也就是说,游离药物组对细胞增殖的抑制作用明显弱于载药纳米粒组,这可能是由于药物从载体中的释放量逐渐增加,而游离药物则通过新陈代谢减少所致[38]。

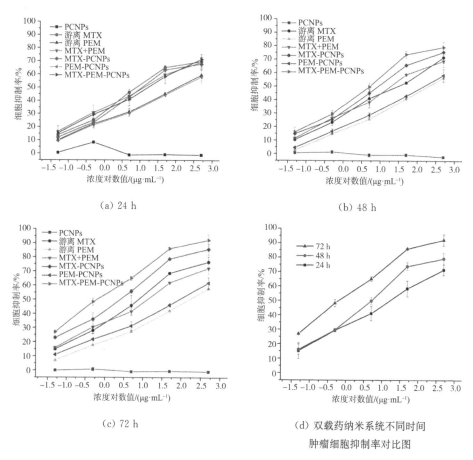

图 5-8　细胞活力变化曲线

更高的抑制效率取决于有更多的药物转移到瘤细胞内。在细胞内,游离药物可通过被动扩散机制获得。然而,在发挥药效之前,它们会被 P 糖蛋白泵出细胞质[7]。相反,载药纳米粒子由于纳米尺度效应和细胞内吞机制,具有明显的细胞毒性[43]。载药纳米粒子可抑制癌细胞增殖,诱导癌细胞凋亡。许多抗癌药物的细胞内机制都是由内吞作用介导的。此外,有 PCNP 或无 PCNP,MTX 联合 PEM 对细胞增殖的抑制作用均强于单独使用 MTX 或 PEM,说明 MTX 和 PEM 具有协同抗肿瘤作用。

表 5-1 列出了 A549 细胞系对不同制剂进行 72 h 暴露后的评估结果。游离 MTX、游离 PEM、MTX＋PEM、MTX-PCNPs、PEM-PCNPs 和 MTX-PEM-PCNPs 的 IC50 值分别为(4.78 ± 0.17)、(25.64 ± 0.22)、(8.81 ± 0.09)、(1.56 ± 0.06)、(11.65 ± 0.19) 和 $(0.76\pm0.04)\mu g/mL$。与其他制剂相比，A549 细胞对 MTX-PEM-PCNPs 最为敏感。载药纳米颗粒的 IC50 值明显低于游离药物（$p<0.01$）。无论是否使用 PCNPs，MTX 与 PEM 结合后的抑制浓度都比 MTX 或 PEM 单独使用时低得多。药物诱导细胞凋亡的能力可以用 IC50 来评价。也就是说，IC50 值越低，诱导细胞凋亡的能力越强。此外，我们使用 CI 方法[32-33]对联合用药进行了进一步检测。MTX-PEM-PCNPs 的 CI 值为 0.10 ± 0.03（与游离的单一药物相比）和 0.28 ± 0.06（与负载单一药物的 PCNPs 相比），其具有很强的协同作用[32]。而 MTX＋PEM 的 CI 值为 1.12 ± 0.11，表明其有轻微的拮抗作用[32]。MTX 通过抑制叶酸依赖酶，进而阻碍核合成和细胞分裂，作为抗增殖药广泛应用于临床[17]。然而，临床实践中经常观察到对 MTX 的获得性或内在耐药性。这些结果表明，抗癌疗法需要联合用药。在本书中，MTX 也是一种肺部肿瘤靶向配体，通过 FR 介导的内吞作用发挥作用。PEM 通过抑制叶酸级联过程中的多种酶来发挥作用[12]。MTX 与 PEM 联用可通过多种途径获得协同抗肿瘤效应，如抑制叶酸代谢、增加细胞对抗肿瘤药物的敏感性和干扰核糖合成等。

表 5-1 使用 A549 细胞系对不同制剂进行 72 h 暴露后的评估结果

组别	IC50/$(\mu g\cdot mL^{-1})$	CI
游离 MTX	4.78 ± 0.17	—
游离 PEM	25.64 ± 0.22	—
MTX＋PEM	8.81 ± 0.09	1.12 ± 0.11^{a}
MTX-PCNPs	$1.56\pm0.06^{**}$	—
PEM-PCNPs	$11.65\pm0.19^{**}$	—
MTX-PEM-PCNPs	$0.76\pm0.04^{**}$	0.10 ± 0.03^{b},0.28 ± 0.06^{c}

MTX-PEM 的联合指数[a]CI＝(MTX＋PEM 中 MTX 中半数抑制浓度)/游离 MTX 的半数抑制浓度＋(MTX＋PEM 中 PEM 中半数抑制浓度)/游离 PEM 的半数抑制浓度

MTX-PEM-PCNPs 的联合指数[b]CI＝(MTX-PEM-PCNPs 中 MTX 中半数抑制浓度)/游离 MTX 的半数抑制浓度＋(MTX-PEM-PCNPs 中 PEM 中半数抑制浓度)/游离 PEM 的半数抑制浓度

MTX-PEM-PCNPs 的联合指数[c]CI＝(MTX-PEM-PCNPs 中 MTX 中半数抑制浓度)/(MTX-PCNPs)的半数抑制浓度＋(MTX-PEM-PCNPs 中 PEM 中半数抑制浓度)/(PEM-PCNPs)的半数抑制浓度

CI<1,CI=1,CI>1 分别代表协同、相加和拮抗作用,CI 值越小,协同作用越强。

细胞周期阻滞 为了探究抑制细胞增殖是否涉及 A549 细胞的周期变化，我们使用 FCM 研究了同等剂量水平下不同制剂的效果，图 5-9 显示了纳米药物对细胞周期变化的影响规律。细胞周期可通过五个不同的阶段进行评估：G_0、G_1、S（DNA 合成）、G_2 和 M（有丝分裂）。与对照组相比，PCNPs 培养 48 h 后，A549 细胞周期分布基本保持不变，表明药物载体本身对细胞周期没有影响，这与细胞活力检测及之前的报道一致[44]。此外，经 MTX＋PEM、MTX-PCNPs、PEM-PCNPs 和 MTX-PEM-PCNPs 处理 48 h 后，A549

处于 S 期的比例分别增至 46.28%、39.64%、46.02% 和 61.93%。而对照组的比例为 30.75%,低于治疗组。有趣的是,G_2/M 期的情况正好相反。这表明这些制剂在不同水平上改变了增殖细胞群。同时,MTX-PEM-PCNPs 在 S 期的抑制效果更佳,G_0/G_1 期和 G_2/M 期的抑制率显著降低。PEG 化纳米载体赋予了小分子化学物质以克服低溶解度、细胞毒性和非选择性生物分布的特点[31]。MTX 和 PEM 具有相同的药理活性机制,通过竞争性抑制多靶酶,进而阻碍 DNA 和 RNA 合成,导致细胞分裂抑制和细胞生长抑制[11-12,16]。因此,当 MTX 和 PEM 联合使用时,双药物负载纳米递送系统显示出了对细胞周期的潜在协同效应。这一结果与细胞吸收和细胞活力检测结果完全一致。

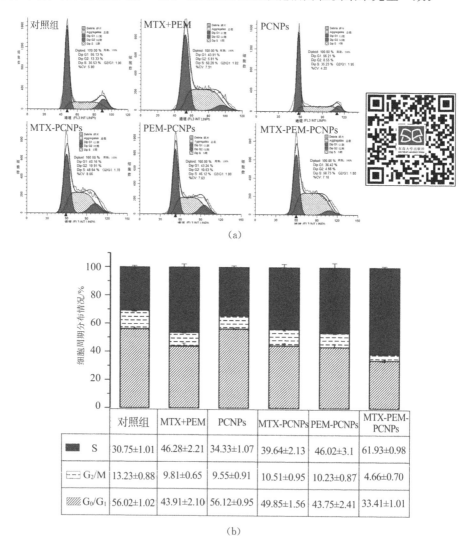

(a)

(b)

图 5-9　纳米药物对细胞周期变化影响规律

		对照组	MTX+PEM	PCNPs	MTX-PCNPs	PEM-PCNPs	MTX-PEM-PCNPs
■	S	30.75±1.01	46.28±2.21	34.33±1.07	39.64±2.13	46.02±3.1	61.93±0.98
⊟	G_2/M	13.23±0.88	9.81±0.65	9.55±0.91	10.51±0.95	10.23±0.87	4.66±0.70
▨	G_0/G_1	56.02±1.02	43.91±2.10	56.12±0.95	49.85±1.56	43.75±2.41	33.41±1.01

注:S 表示 DNA 合成期;G_2 表示 DNA 合成后期;M 表示细胞分裂期;G_1 表示 DNA 合成前期;G_0 表示静止期。

5.3.4 双载药隐形纳米系统体内抗肿瘤疗效

图 5-10 展示了肺癌动物模型中不同治疗组用药 25 d 后肿瘤体积、动物体重变化、瘤重变化、肿瘤抑制率。数据为平均值 $\pm$ SD$(n=5)$，"$*$"表示 $p<0.05$，"$**$"表示 $p<0.01$。我们采用 0.9% NaCl、MTX＋PEM、MTX-PCNPs、PEM-PCNPs 和 MTX-PEM-PCNPs 对接种 LLC 晚期肺癌的 C57BL/6 小鼠进行了双药负载纳米粒子的协同治疗效果评估。测量小鼠(每组 6 只)25 d 肿瘤体积。MTX-PEM-PCNPs 组的肿瘤生长明显受到抑制。用 0.9% NaCl、MTX＋PEM、MTX-PCNPs 或 PEM-PCNPs 治疗均不能明显抑制肿瘤生长。同时,在实验过程中对体重进行了监测,其中包含部分肿瘤生长带来的重量,体重有明显的波动。除 MTX＋PEM 组外,小鼠体重均无明显下降,充分说明游离药物组可能会引起严重的副作用。实验期间,所有小鼠仍然存活。

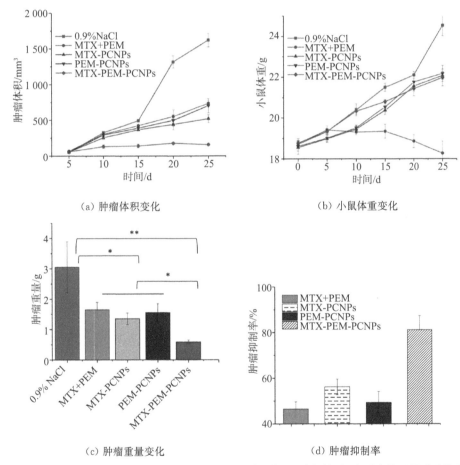

图 5-10　肺癌动物模型中不同治疗组用药 25 d 后肿瘤体积、动物体重、瘤重变化以及肿瘤抑制率

为了评估不同制剂的潜在毒性,我们对动物行为进行了观察,将动物行为作为安全性的指标。值得注意的是,与给药前的实验相比,阳性对照组(MTX＋PEM)的小鼠活动减少或几乎不动,眼神呆滞,食欲下降,乌黑发亮的毛发变得稀疏而没有光泽,类似于临床上

患者对 MTX 的反应。此外,用药次数越多,副作用越强烈,说明游离 MTX＋PEM 的不良副作用非常严重。相反,MTX-PEM-PCNPs 组未出现不良反应。

为研究体内抗肿瘤作用,小鼠在 25 d 后被处死,按照操作规范完整切除肿瘤并称重。采用 0.9% NaCl、MTX＋PEM、MTXP-CNPs、PEM-PCNPs 和 MTX-PEM-PCNPs 治疗的小鼠的最终平均肿瘤肿块分别重 3.08、1.65、1.35、1.56 和 0.58 g。

5 个实验组肿瘤抑制率(TIR)如图 5-10(d)所示,与 0.9% NaCl 组相比,MTX 和 PEM 双药纳米粒子的 TIR 为 81.17%,远高于 MTX＋PEM(46.43%)、MTX-PCNPs(56.17%)和 PEM-PCNPs(49.35%),这清楚地表明,MTX-PEM-PCNPs 的抗肿瘤作用比其他组强约 0.5 倍。肿瘤体积的减少和肿瘤抑制率的增加均有统计学意义。这进一步证实 MTX-PEM-PCNPs 在体内具有抗肿瘤作用,且 MTX 和 PEM 双药物纳米粒子具有协同作用。

需要进一步揭示双载药系统在体内的抗肿瘤作用,在给药后第 25 d,将小鼠肿瘤标本制成石蜡切片,然后进行 HE 染色分析。图 5-11 所示为用不同制剂处理后代表性小鼠的解剖肿瘤的数字照片和 HE 染色图像(40 倍放大倍数下观察)。从图可以看出,0.9% NaCl 组的肿瘤细胞排列紧密,染色强烈,排列规则;MTX＋PEM 组、MTX-PCNPs 组和 PEM-PCNPs 组出现了较小区域但明显的坏死;MTX-PEM-PCNPs 组与其他组相比,肿瘤切片中的核-胞质比值较低,坏死区较明显,边界不清,染色较弱。

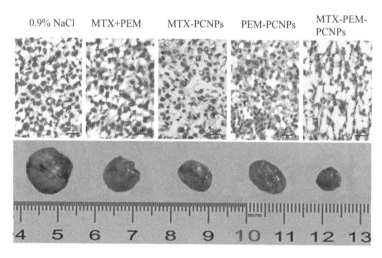

图 5-11 不同制剂处理后代表性小鼠的解剖肿瘤的数字照片和 HE 染色图像(40 倍)

利用纳米给药系统不仅能最大限度地提高疗效,还能使靶点具有最佳的选择性和特异性[38]。对于不稳定的成分,聚合物 NPs 可以提高稳定性并延长持续时间。因此,基于它们的化疗药物可以提高治疗效果,降低细胞毒性[41]。当 PEG 化的 PCNPs 在血液中循环时,PEG 提供了亲水链保护膜层,以逃避吞噬作用[45]。由于 EPR 效应,MTX-PEM-PCNPs 在静脉注射后可通过渗漏的血管到达肿瘤部位[46]。为了提高疗效,目前正在根据EPR 效应的独特病理生理学特征开发大分子载体。分子量超过 40 kDa 的大分子具有选择性渗漏的特点,通过血管在肿瘤组织中积累,而正常组织并不会出现这种现象[46]。此外,MTX 作为配体通过内吞机制介导活性肿瘤的靶向作用。临床上,大多数肿瘤被发现时已处于中晚期,强烈依赖生成更多新生血管以提供肿瘤快速生长所需物质[47]。因此,受体/配体复合物可以很好地发挥作用。更重要的是,PEM 通过竞争性抑制多靶酶(TS、GARFT 和 DHFR)发挥相同的药理活性机制[11-12],而 MTX 则通过抑制 DHFR[16]发挥药理活性机制。由此可见,可利用 PCNPs 作为智能纳米载体联合递送 MTX 和 PEM 用于治疗肺癌。研究发现,MTX-PEM-PCNPs 是亚球状,粒径可控,具有体外持续释放的特性。与游离药物组合或单一载药 PCNPs 制剂相比,该双重载药纳米给药系统在人肺泡上皮细胞系中表现出促进细胞内摄取的作用,具有显著的抗增殖活性和卓越的 S 期停滞效果。此外,该纳米传递系统可以改善 LLC 晚期肺癌 C57BL/6 小鼠的体内抗肿瘤作用。综上所述,联合纳米给药可作为一种前瞻性的协同靶向抗癌化疗措施,尤其适用于晚期肺癌。

参考文献

[1] Siegel R L, Miller K D, Jemal A. Cancer statistics, 2017[J]. Ca:Cancer Journal for Clinicians, 2017, 67(1): 7-30.

[2] Miller K D, Siegel R L, Lin C C, et al. Cancer treatment and survivorship statistics, 2016[J]. Ca: Cancer Journal for Clinicians, 2016, 66(4): 271-289.

[3] Weeks J C, Catalano P J, Cronin A, et al. Patients' expectations about effects of chemotherapy for advanced cancer[J]. New England Journal of Medicine, 2012, 367(17): 1616-1625.

[4] Brannon-Peppas L, Blanchette J O. Nanoparticle and targeted systems for cancer therapy[J]. Advanced Drug Delivery Reviews, 2012, 64: 206-212.

[5] Tan W L, Jain A, Takano A, et al. Novel therapeutic targets on the horizon for lung cancer[J]. Lancet Oncology, 2016, 17(8): E347-E362.

[6] Srinivas N S K, Verma R, Kulyadi G P, et al. A quality by design approach on polymeric nano-carrier delivery of gefitinib: formulation, in vitro, and in vivo characterization[J]. International Journal of Nanomedicine, 2017, 12:15-28.

[7] Wang Y W, Zhang H Y, Hao J, et al. Lung cancer combination therapy: co-delivery of paclitaxel and doxorubicin by nanostructured lipid carriers for synergistic effect[J]. Drug Delivery, 2016, 23(4):1398-1403.

[8] Ramirez M, Rajaram S, Steininger R J, et al. Diverse drug-resistance mechanisms can emerge from drug-tolerant cancer persister cells[J]. Nature Communications, 2016, 7(1):10690.

[9] Wibowo A S, Singh M, Reeder K M, et al. Structures of human folate receptors reveal biological trafficking states and diversity in folate and antifolate recognition[J]. Proceedings of the National Academy of Sciences of the United States of America, 2013, 110(38):15180-15188.

[10] Kemp J A, Shim M S, Heo C Y, et al. "Combo" nanomedicine: Co-delivery of multi-modal therapeutics for efficient, targeted, and safe cancer therapy[J]. Advanced Drug Delivery Reviews, 2016, 98: 3-18.

[11] Chattopadhyay S, Moran R G, Goldman I D. Pemetrexed: biochemical and cellular pharmacology, mechanisms, and clinical applications[J]. Molecular Cancer Therapeutics, 2007, 6(2): 404-417.

［12］Ando H，Kobayashi S，Abu Lila A S，et al. Advanced therapeutic approach for the treatment of malignant pleural mesothelioma via the intrapleural administration of liposomal pemetrexed［J］. Journal of Controlled Release，2015，220：29-36.

［13］Lu N N，Li R T，Liu Q，et al. Antitumor and antimetastatic effects of pemetrexed-loaded targeted nanoparticles in B-16 bearing mice［J］. Drug Delivery，2016，23(7)：2566-2574.

［14］Chan M，Gravel M，Bramoulle A，et al. Synergy between the NAMPT Inhibitor GMX1777(8) and pemetrexed in non-small cell lung cancer cells is mediated by PARP activation and enhanced NAD consumption［J］. Cancer Research，2014，74(21)：5948-5954.

［15］Khan Z A，Tripathi R，Mishra B. Methotrexate：a detailed review on drug delivery and clinical aspects［J］. Expert Opinion on Drug Delivery，2012，9(2)：151-169.

［16］Farjadian F，Ghasemi S，Mohammadi-Samani S. Hydroxyl-modified magnetite nanoparticles as novel carrier for delivery of methotrexate［J］. International Journal of Pharmacy，2016，504(1-2)：110-116.

［17］Jain A，Jain A，Garg N K，et al. Surface engineered polymeric nanocarriers mediate the delivery of transferrin-methotrexate conjugates for an improved understanding of brain cancer［J］. Acta Biomaterialia，2015，24：140-151.

［18］Liu G H，Ma J Y，Li Y，et al. Core-interlayer-shell Fe_3O_4 @ $mSiO_2$ @ lipid-PEG-methotrexate nanoparticle for multimodal imaging and multistage targeted chemo-photodynamic therapy［J］. International Journal of Pharmacy，2017，521(1-2)：19-32.

［19］Guo Y X，Zhang Y，Ma J Y，et al. Light/magnetic hyperthermia triggered drug released from multi-functional thermo-sensitive magnetoliposomes for precise cancer synergetic theranostics［J］. Journal of Controlled Release，2018，272：145-158.

［20］Chen J，Huang L Q，Lai H X，et al. Methotrexate-loaded PEGylated chitosan nanoparticles：synthesis，characterization，and in Vitro and in Vivo antitumoral activity［J］. Molecular Pharmaceutics，2014，11(7)：2213-2223.

［21］Singh V K，Subudhi B B. Development and characterization of lysine-methotrexate conjugate for enhanced brain delivery［J］. Drug Delivery，2016，23(7)：2327-2337.

［22］Li Y，Song L，Lin J Y，et al. Programmed nanococktail based on pH-responsive function switch for self-synergistic tumor-targeting therapy［J］. Acs Applied Materials & Interfaces，2017，9(45)：39127-39142.

［23］Li Y，Lin J J，Ma J Y，et al. Methotrexate-camptothecin prodrug nanoassemblies as a versatile nanoplatform for biomodal imaging-guided self-active targeted and synergistic chemotherapy［J］. ACS Applied Materials & Interfaces，2017，9(40)：34650-34665.

［24］He C B，Lu J Q，Lin W B. Hybrid nanoparticles for combination therapy of cancer［J］. Journal of Controlled Release，2015，219：224-236.

［25］Cheng R，Meng F H，Deng C，et al. Dual and multi-stimuli responsive polymeric nanoparticles for programmed site-specific drug delivery［J］. Biomaterials，2013，34(14)：3647-3657.

［26］Yan J K，Wang Y Z，Zhang X F，et al. Targeted nanomedicine for prostate cancer therapy：docetaxel and curcumin co-encapsulated lipid-polymer hybrid nanoparticles for the enhanced antitumor activity in vitro and in vivo［J］. Drug Delivery，2016，23(5)：1757-1762.

［27］Kohay H，Sarisozen C，Sawant R，et al. PEG-PE/clay composite carriers for doxorubicin：Effect of composite structure on release，cell interaction and cytotoxicity［J］. Acta Biomaterialia，2017，55：443-454.

［28］Hu Q Y，Sun W J，Wang C，et al. Recent advances of cocktail chemotherapy by combination drug delivery systems［J］. Advanced Drug Delivery Reviews，2016，98：19-34.

［29］Anitha A，Sowmya S，Kumar P T S，et al. Chitin and chitosan in selected biomedical applications ［J］. Progress in Polymer Science，2014，39(9)：1644-1667.

［30］Li W J，Zhan P，De Clercq E，et al. Current drug research on PEGylation with small molecular a-gents［J］. Progress in Polymer Science，2013，38(3/4)：421-444.

［31］Chou T C. Theoretical basis，experimental design，and computerized simulation of synergism and antagonism in drug combination studies［J］. Pharmacological Reviews，2006，58(3)：621-681.

［32］Chou T C. Drug combination studies and their synergy quantification using the Chou-Talalay meth-od［J］. Cancer Research，2010，70(2)：440-446.

［33］Perry J L，Reuter K G，Luft J C，et al. Mediating passive tumor accumulation through particle size，tumor type，and location［J］. Nano Letters，2017，17(5)：2879-2886.

［34］Wang X，Tang H，Wang C Z，et al. Phenylboronic acid-mediated tumor targeting of chitosan nan-oparticles［J］. Theranostics，2016，6(9)：1378-1392.

［35］Decuzzi P，Godin B，Tanaka T，et al. Size and shape effects in the biodistribution of intravascular-ly injected particles［J］. Journal of Controlled Release，2010，141(3)：320-327.

［36］Modaresifar K，Azizian S，Hadjizadeh A. Nano/Biomimetic tissue adhesives development：from research to clinical application［J］. Polymer Reviews，2016，56(2)：329-361.

［37］Jenkins S I，Pickard M R，Furness D N，et al. Differences in magnetic particle uptake by CNS neuroglial subclasses：implications for neural tissue engineering［J］. Nanomedicine，2013，8(6)：951-968.

［38］Yamashita F，Hashida M. Pharmacokinetic considerations for targeted drug delivery［J］. Ad-vanced Drug Delivery Reviews，2013，65(1)：139-147.

［39］El-Say K M，El-Sawy H S. Polymeric nanoparticles：Promising platform for drug delivery［J］. In-ternational Journal of Pharmacy，2017，528(1/2)：675-691.

［40］Xiong Y，Zhao Y，Miao L，et al. Co-delivery of polymeric metformin and cisplatin by self-assem-bled core-membrane nanoparticles to treat non-small cell lung cancer［J］. Journal of Controlled Re-lease，2016，244：63-73.

［41］Chen M C，Mi F L，Liao Z X，et al. Recent advances in chitosan-based nanoparticles for oral de-livery of macromolecules［J］. Advanced Drug Delivery Reviews，2013，65(6)：865-879.

［42］Canal F，Vicent M J，Pasut G，et al. Relevance of folic acid/polymer ratio in targeted PEG – epi-rubicin conjugates［J］. Journal of Controlled Release，2010，146(3)：388-399.

［43］Win K Y，Feng S S. Effects of particle size and surface coating on cellular uptake of polymeric nanoparticles for oral delivery of anticancer drugs［J］. Biomaterials，2005，26(15)：2713-2722.

［44］Xu Y R，Asghar S，Yang L，et al. Nanoparticles based on chitosan hydrochloride/hyaluronic acid/PEG containing curcumin：In vitro evaluation and pharmacokinetics in rats［J］. International Jour-nal of Biological Macromolecules，2017，102：1083-1091.

［45］Liu Y，Yin Y，Wang L Y，et al. Surface hydrophobicity of microparticles modulates adjuvanticity ［J］. Journal of Materials Chemistry B，2013，1(32)：3888-3896.

［46］Fang J，Nakamura H，Maeda H. The EPR effect：Unique features of tumor blood vessels for drug delivery，factors involved，and limitations and augmentation of the effect［J］. Advanced Drug De-livery Reviews，2011，63(3)：136-151.

［47］Hanahan D，Weinberg R A. Hallmarks of cancer：the next generation［J］. Cell，2011，144(5)：646-674.